AF237552

Energetisches Heilen für Anfänger

Energetische Heilung leicht verstehen, selbst anwenden oder einen passenden Heiler finden -inkl. der Beispiele Reiki, Geistheilung, Homöopathie, Schüßlersalze, Bachblüten, Psychokinesiologie, Akasha Chronik und EFT

Paula Friedberg

Alle Ratschläge in diesem Buch wurden sorgfältig erwogen und geprüft. Eine Garantie kann dennoch nicht übernommen werden. Eine Haftung des Autors beziehungsweise des Verlags für jegliche Personen-, Sach- und Vermögensschäden ist daher ausgeschlossen.

Alle Rechte, insbesondere das Recht der Vervielfältigung und Verbreitung der Übersetzung, vorbehalten. Kein Teil des Werkes darf in irgendeiner Form (durch Fotokopie, Mikrofilm oder ein anderes Verfahren) ohne schriftliche Genehmigung des Verlages reproduziert oder unter Verwendung elektronischer Systeme gespeichert, verarbeitet, vervielfältigt oder verbreitet werden.

INHALT

Das erwartet Sie in diesem Buch

Dieser kleine Leitfaden ist geschrieben für Interessierte, welche sich dem Thema „Energetisches Heilen" das erste Mal nähern möchten. Begleiten Sie mich auf eine Reise in die Welt der ganzheitlichen, energetischen Sicht- und Heilweise, den Vorstellungen der energetischen Heiler vom Aufbau unseres Universums und des Menschen als energetisches Wesen.

Ich möchte Ihnen in diesem kleinen Buch einen ersten Einblick in die Welt des energetischen Heilens vermitteln. Wir tauchen ein in die Welt der Energie und Information, in das Menschenbild energetischer Heiler, betrachten wissenschaftliche Erklärungs–versuche über das Wie und Was unserer Welt und das Denken der Heiler.

Visualisieren Sie mit mir einige verschiedene Wege, unsere Selbstheilungskräfte anzuregen, zu unterstützen und zu lenken.

Wenn Ihnen die wissenschaftlichen Erklärungs-modelle zu theoretisch erscheinen, Sie nicht daran interessiert sind oder Sie eine Abneigung gegen Physik und Modelle haben, dann blättern Sie bitte einfach weiter. Ich werde versuchen, Sie auch ohne diese Modelle dem Thema näherzubringen und vielleicht, wenn Sie das energetische Heilen als einen möglichen Weg für sich selbst entdecken sollten, entwickelt sich eines Tages bei Ihnen das Bedürfnis, mehr über das mögliche „Dahinter" zu erfahren. Einer macht einfach, ein anderer will verstehen, um sich den Dingen vollends hingeben zu können. Welcher Typ auch immer Sie sind, was zählt ist, SEINEN Weg zu gehen. Es gibt kein Richtig und kein Falsch, nur gemacht oder nur gedacht.

Natürlich ist es nicht möglich und würde der Ernsthaftigkeit des Themas Gesundheit auch nicht

Genüge tun, hier den Anspruch eines kompletten Kompendiums des energetischen Heilens darzulegen. Die Wege, Ansätze, Sichtweisen der Menschen sind so unterschiedlich und breit gefächert, dass Sie bitte kein umfassendes „Lehrbuch" erwarten. Sie werden sicher die eine oder andere Methode nicht aufgeführt finden, von der Sie gehört oder die Sie schon probiert haben. Gerade, wenn wir uns vom schmalen Pfad der wissenschaftlich belegbaren Methoden entfernen und über den Tellerrand schauen, werden wir nicht alles erfassen und in diesem Buch behandeln können. Ich konzentriere mich deshalb auf ein Heranführen an die Thematik und einige Methoden, welche Sie vielleicht einmal für sich als Klient oder für die Eigenanwendung und im Familienkreis verwenden werden.

Wenn Sie sich dem Thema einmal geöffnet und einmal mit dem einen oder anderen begonnen haben, werden Sie schnell weitersuchen und finden. Sie werden andere Menschen treffen, welche Sie auf neue Pfade bringen und/oder begleiten werden, das Internet mit seinem schier unbegrenzten Informationsangebot nutzen, Bücher über die unterschiedlichen Heilmethoden und spirituellen Wege lesen. Jeder Weg beginnt mit dem ersten Schritt.

¶An dieser Stelle möchte ich Ihnen einen Leitsatz mit auf den Weg geben, welcher mich begleitet, seit ich ihn bei einem befreundeten Heiler gelesen habe und der mich immer wieder auf meinen Weg zurückbrachte, wenn ich einmal mit meinem Tun und dessen Ergebnis haderte:¶

_____

„Alles hat seine Zeit."

_____

Was ist energetisches Heilen?

Eine wissenschaftliche Begriffsbestimmung oder Definition werden wir nicht finden, weil wir auch eine „wissenschaftliche Erklärung" bzw. einen „wissenschaftlichen Beweis" für das Heilen mit Energie und Informationen, zumindest nach den allgemein noch vorherrschenden Modellen und Sichtweisen, vergebens suchen werden. Also nähern wir uns der Begriffsbestimmung einmal aus Sicht der Heiler.

BEGRIFFSBESTIMMUNGEN AUS SICHT EINES ENERGETISCHEN HEILERS

Energetisches Heilen ist kein standardisierter oder geschützter Begriff. Grundsätzlich kann jeder Heiler, wie auch jeder Selbstanwender, sein „Handauflegen", seine besondere Gabe des Zuhörens, Trost-Spenden, spirituell Wirken, Reiki-Geben usw. als energetisch bezeichnen und für sich so sehen, wenn er es denn will.

Einige Anwender sprechen im Zusammenhang mit energetischen Heilmethoden auch von „Informationsmedizin". So begegnet uns diese Terminologie manchmal bei Ärzten, welche ihren Tätigkeitsbereich erweitert oder spezialisiert haben und zum Beispiel kinesiologisch homöopathische, spagirische oder andere Mittel austesten (dazu später mehr), passende Glaubenssätze herausfinden oder mit „informiertem Wasser" arbeiten, um nur einige Beispiele zu nennen. Aber auch Heilpraktiker verwenden diesen Begriff. Bei Selbstanwendern und Geistheilern werden Sie diesen Begriff kaum finden, denn nur Ärzten und

Heilpraktikern ist es gestattet, die „Heilkunde" auszuüben und so ist eine Abgrenzung auch in der Formulierung für Anwender, welche nicht diesen beiden Berufsständen angehören, sehr wichtig. Sie dürfen keine „Heilversprechen abgeben", keine Diagnosen stellen und nicht die „Heilkunde" ausüben. Was darunter zu verstehen ist, definiert sich über das Gesetz.

Hier gilt nach wie vor aus dem Jahr 1939 das „Gesetz über die berufsmäßige Ausübung der Heilkunde ohne Bestallung". (*Heilpraktikergesetz, Abk. HPG*)

Im § 1 HPG heißt es dazu:
(*Quelle_*www.gesetze-im-internet.de/heilprg/__1.html*)*

„*(1) Wer die Heilkunde, ohne als Arzt bestallt zu sein, ausüben will, bedarf dazu der Erlaubnis.*

(2) Ausübung der Heilkunde im Sinne dieses Gesetzes ist jede berufs- oder gewerbsmäßig vorgenommene Tätigkeit zur Feststellung, Heilung oder Linderung von Krankheiten, Leiden oder Körperschäden bei Menschen, auch wenn sie im Dienste von anderen ausgeübt wird."

Ich möchte Ihnen hierzu noch die Sichtweise eines energetischen Heilers und Lebensberaters wiedergeben, wie er sie seinen Klienten beschreibt: *(Quelle_www.zwei-strich-sinus.de/heilen.html)*

„Energetisches Heilen können Sie als eine zusammenfassende Beschreibung für Heilver–fahren verstehen, bei denen z. B. Informationen oder Energie mit den Händen, oftmals ohne jeglichen körperlichen Kontakt, übertragen werden. Auch die Arbeit mit Symbolen, Farbbrillen, an Meridianen, Chakren und vieles andere mehr findet auf der "energetischen", "informativen" Ebene statt."

In einer Infomappe für Patienten beschreibt der Heiler seine Arbeit so:

(Quelle_Maik Gollas, Lebensberater und Energetischer Heiler, Infomappe für Patienten 2014)

„In der Regel verstehen wir darunter (gemeint ist geistiges Heilen, d. V.) verschiedenste Arten des Heilens, bei denen zum Beispiel:
• davon ausgegangen wird, dass „alles was ist" aus Energie besteht.

• *der Mensch nicht auf ein biochemisch-physikalisches Wesen reduziert, sondern als Einheit von Körper, Geist und Seele gesehen und auch behandelt wird.*

• *mit Informationen und Schwingungen gearbeitet und diese übertragen werden.*

• *mit der Seele und dem Unterbewusstsein des Menschen kommuniziert wird."*

ALS WAS SIEHT MICH DER ENERGETISCHE HEILER?

Die meisten energetischen Heiler sehen Sie als ganzheitliches Wesen, bestehend aus Materie, umgeben von eigenen Energiekörpern, im Sinne von mehreren Schichten, und nehmen Sie „holistisch" wahr. Holismus ist die Lehre vom Ganzen, wobei „holos", aus dem Griechischen kommend, „ganz" bedeutet. Die entscheidende Bedeutung liegt hierbei in dem Umstand, dass holistisch gesehen, „das Ganze mehr ist, als die Summe seiner Einzelteile."

Ich will Ihnen ein kleines Beispiel für unterschiedliche Betrachtungsweisen ein und derselben Sache geben.

Stellen Sie sich vor, Sie ständen in einer Galerie und Sie betrachten sich die Ausstellungsstücke. Sie schauen gerade auf ein wunderschönes Gemälde, welches eine malerische Landschaft zeigt. Auf einer am Wegesrand stehenden kleinen Bank sitzt, zusammengesunken und kraftlos scheinend, ein älterer Herr mit Hut, welcher seinen Gehstock umklammert, welchen er scheinbar kaum noch halten kann

Sein Blick ist ausdruckslos auf den Boden gerichtet, seine Hände gezeichnet durch scheinbar jahrzehntelange, schwere Arbeit, sein Haupt gebeugt durch die vielen Lasten des Lebens, seine Augen trüb, weil sie schon so lange und viel gesehen haben. Einsamkeit und Trauer sprechen aus jedem Farbpigment zu Ihnen, mit welchem der Maler den alten Mann verewigt hat.

Direkt aus den Wolken tritt ein weißer Lichtstrahl, welcher auf diesen alten Herren trifft und Sie denken sich, …

Ich überlasse Ihnen, wie Sie dieses Bild deuten, Ihr Herz wird Ihnen den Weg weisen.

Plötzlich beginnt neben Ihnen ein Mitarbeiter der Galerie, sauber gekleidet in einem hellen, weißen Kittel, zu reden und reißt Sie aus Ihren Gedanken. Sie können seine Stimme nicht überhören, er steht unmittelbar neben Ihnen und spricht über dasselbe Bild, welches Sie gedankenversunken die ganze Zeit mit Ihren Augen, Ihrem Herzen, vielleicht sogar (ohne dass es jemand sah) behutsam mit den Händen berührt haben. Der Mitarbeiter erklärt einem anderen Besucher:

„Wir haben vor uns ein Stück Leinwand, 60 mal 80 cm quadratisch groß. Die Leinwand ist eingefasst durch einen Rahmen aus Holz der Güteklasse 1, geschlagen in Kanada im Oktober 2018. Die Leinwand hat eine Stoffdichte von X und Schwere von Y. Das Bild besteht weiterhin aus den Farbstoffen der Firma Z, wobei die Farben Gelb zu 45 % und Grün zu 35 % vorhanden sind. Was auffällt, ist die geringe Konzentration der Farbe Lila, mit nur 0,25 %.

Das Ganze steigert sich im Weiteren noch, um das Bild auch vollumfänglich zu beschreiben.

Wenn Sie diese Deutung des Bildes hören, haben Sie dann das Gefühl es wird dem Gesamtkunstwerk gerecht? Ist das Gemälde gut beschrieben, bringt es zum Ausdruck, was es wirklich ausmacht?

Sicher, dieses Bild wäre nicht dieses Bild, wenn mehr Rot und weniger Grün verwendet worden wäre. Aber ist das alles? Könnten Sie anhand der Deutung des Mitarbeiters der Galerie erahnen, was das Gemälde ausdrückt? Welche Stimmung wirkt, was es ausstrahlt und was wirklich das Entscheidende am Gesamt–

gemälde ist? Mit Sicherheit nicht der Herkunftsort des Rahmenholzes.

Sie nehmen in dem Gemälde mehr wahr als der Mitarbeiter. Beweisen könnten Sie Ihre Wahrnehmung wissenschaftlich jedoch nicht. Oder?

Und genauso unterschiedlich kann man das Wesen Mensch betrachten und auch behandeln. Der ganzheitlich, holistisch denkende Arzt und Heilpraktiker wird nicht nur auf das Labor und die Symptome achten, er wird sich das gesamte Wesen mit seinen Emotionen, seinen Traumata, energetischen, umweltbedingten, ernährungsbedingten usw. Komponenten anschauen.

Der energetische Heiler, welcher nicht diesen Berufsgruppen angehört, wird Sie auf seine Art wahrnehmen und Ihre Selbstheilungskräfte stärken. Ob durch Handauflegen oder Fernheilung, durch eine spirituelle Betrachtungsweise, in der Ihre Seele, Ihr Seelenplan, zur Sprache kommt, oder indem er Ihnen Zeichen aufmalt. Er wird eventuell Ihren Umgang mit wiederkehrenden Problemen im Leben analysieren und vielleicht wird er Ihnen erklären, dass Sie der Schöpfer Ihrer Welt im Außen sind.

Je nach Ihrer Sichtweise wird Sie Ihr Weg wiederum zu einem Heiler dieser oder jener Art führen.

Wenn die Zeit noch nicht reif ist, werden Sie vielleicht unzufrieden nach Hause gehen. Vielleicht auch nur zunächst, um später festzustellen, „so Unrecht hatte er damit gar nicht". Oder Sie werden gleich mit Ihrem Heiler auf einer Wellenlänge liegen, annehmen und sich entwickeln, wenn die Zeit dafür reif ist.

Der energetische Heiler folgt in der Regel mehr oder weniger bewusst oder unbewusst, je nach seinem Weltbild, der Sichtweise, dass letztendlich alles aus Energie und Informationen besteht. Diese Energie versucht er wieder zum Fließen und in Gleichklang zu bringen, die „Ordnung" wiederherzustellen. Dazu nutzt er unter anderem die Übermittlung von Informationen. Ob durch „informiertes Wasser", Körblerische Zeichen, Handauflegen, Besprechen oder anderes, hängt von seiner Methode ab.

Der energetische Heiler sieht Sie also in allererster Linie nicht als ein rein materielles, biochemisches Wesen, dessen Symptome es auszuschalten gilt, sondern als ein komplexes, energetisches Wesen, welches er mehr oder weniger auch auf dieser Ebene unterstützen und heilen möchte.

Je nach Werdegang, Entwicklung und Prägung wird der energetische Heiler dieser Sichtweise ansatzweise bis vollumfänglich folgen. Sie können also auf

Heiler treffen, welche noch sehr im strukturellen, also dem materiellen Teil des Körpers und der Sichtweise verhaftet sind, durchaus aber viel für Sie tun können, aber auch auf Heiler, welche sehr spirituell geprägt sind und mit Ihnen mehr über Ihre spirituelle Entwicklung, Ihre Seele und Sie als Schöpfer Ihrer Realität reden werden.

WIRKT ENERGETISCHES HEILEN ODER IST ALLES NUR HOKUSPOKUS?

Für einen energetischen Heiler und die überwiegende Zahl seiner Patienten oder Klienten stellt sich diese Frage nicht. Der Heiler weiß um seine Erfolge, der Patient oder Klient erlebt, was sich nach einem Besuch bei ihm ändert oder nicht. Danach wird er seine Entscheidung treffen. Eines sollten wir uns bei dieser eigenen Entscheidungsfindung aber bewusst sein: Ein ausgeschlagener Zahn wächst nicht nach, ein jahrzehntelang malträtierter Darm heilt nicht in einer Sitzung. Und dann ist da noch die kleine, aber wichtige Instanz: „Wozu brauche ich meine Krankheit?"

Eines sollten Sie nicht erwarten, wenn Sie einen Pfad auf dem Weg des energetischen Heilens

beschreiten, dass Sie einen Körper mit Problemen abgeben und einen Körper und ein Leben ohne Probleme
wieder mitnehmen. Sie dürfen sich freuen, wenn Ihre
Schmerzen schnell weg sind, die Ursache für langes
Leiden gefunden wurde, die Erkenntnis für immer wiederkehrende Ereignisse da ist, aber es liegt in der Regel
ein längerer Weg vor Ihnen, um wirklich heil zu werden. Heil im Sinne von „ganz bei sich und eins mit
sich". Ihr Körper wird Ihnen wahrscheinlich ein Leben
lang Symptome als Signal und Sprache des Unterbewusstseins schicken. Aber die Arbeit damit führt über
den Zweck dieses Buches hinaus.

Ich möchte Ihnen einen kleinen Einblick in eine
Sichtweise mit auf den Weg geben, welche Ihnen eventuell bei der Analyse Ihrer Symptome behilflich sein
kann. Nicht jeder kann und wird dieser Sichtweise folgen, aber das ist auch nicht meine Absicht.

Stellen Sie sich vor, Ihr Körper ist die Hülle für
Ihre Seele oder, wenn Sie dem nichts abgewinnen können, einfach nur für Sie da, also für den Teil, der Sie
wirklich sind. Da Sie sich selbst, Ihren Körper, Ihr Handeln, beobachten können, können Sie nicht gleichzeitig
Ihr Körper sein.

Also gehen wir einmal davon aus, etwas, das Sie
benennen dürfen, wie Sie wollen, bewohnt diesen,

Ihren Körper. Vielleicht reicht das fürs Erste. ¶Dieser Körper spricht zu Ihnen. Über Wehwehchen, dann Schmerzen, später größere Einschränkungen. Aber auch durch Sachen, welche Ihnen im Leben immer wieder passieren, versucht Sie Ihr Körper auf etwas aufmerksam zu machen, was Sie in Ihrem Leben ändern sollten. Sie werden dieselben Erfahrungen immer wieder machen, aber immer „lauter". Manche Dinge ziehen sich durch Ihr Leben wie ein roter Faden und Sie fragen sich immer wieder: „Warum ausgerechnet ich, warum ausgerechnet mir?" Überhören oder ignorieren Sie seine Zeichen, wird er Ihnen ein größeres Problem schicken. Wie dem auch sei, folgen wir dieser These, haben Sie mit dem Symptom ein Sprachrohr Ihrer Seele. Sie müssen es nur verstehen lernen.

Dazu vielleicht mehr in einem weiteren Buch, es führt uns zu sehr vom Titel dieses Buches weg. Aber vielleicht verstehen Sie, warum es manchmal nicht gelingt, bestimmte Symptome zu heilen oder sie nur zu verschieben. Wenn die Ursachen nicht beseitigt werden, kommen die Symptome wieder, so oder auf eine andere Art. Heil zu werden, bedeutet zuallererst, zu erkennen und an sich selbst zu arbeiten. Wer sich mehr mit diesem Thema und dieser Sichtweise beschäftigt, kann erkennen, dass wir immer in unser Leben ziehen, was wir brauchen, um uns entwickeln zu können. Wir sind der Sender, die anderen gehen mit uns in Resonanz oder nicht. Oder ein Anderer „sendet" und wir gehen mit ihm in Resonanz oder nicht.

Ein Gutes hat das Ganze, wir allein können ändern, was wir aussenden und wir allein können bestimmen, ob dieses oder jenes weiter unseren Weg kreuzt. So können wir schöne Dinge in unser Leben ziehen, aber eben auch den „roten Faden" der uns seit langer Zeit verfolgt, fortführen.

Es liegt nicht an den anderen, es liegt an uns. Schalten wir unser Ego, unseren wertenden Verstand aus und erkennen dies, werden wir Schöpfer eines anderen Außens, welches uns begegnet.

An dieser Stelle beenden wir unseren kleinen Ausflug in die Welt der Symptomdeutung, der „Sprache des Körpers" und dem Menschen als Schöpfer. Wer daran Interesse hat, den verweise ich auf die Bücher von Ruediger Dahlke und, noch einen Schritt weitergehend, Kurt Tepperwein. Von beiden gibt es unzählige Bücher und eindrucksvolle Videos, welche dem einen oder anderen Leser sicher eine neue Sichtweise vermitteln können.

Es gibt eine Vielzahl von Menschen, welche, nachdem sie „schulmedizinisch austherapiert" waren, in

einem energetisch arbeitenden Heiler oder Heilpraktiker den Partner gefunden haben, der Sie von ihrem
Leid erlöste oder dies zumindest erträglicher machte.
Sie können viele Fallbeispiele im Internet (später mehr
zu dieser Quelle) oder Büchern von Menschen lesen,
die ihre Leidensgeschichte entsprechend niederge-
schrieben haben. Wir können diese nicht auf alle Fälle
projizieren, wir können es nicht de facto behaupten,
aber ein Weg, der gegangen werden kann, ist es alle-
mal. Und ich bin mir durch meinen eigenen Weg und
meine Recherche zu diesem Buch sicher, dass wir eines
Tages das Warum genau erklären werden können. Ich
für meinen Teil habe die Erklärung schon lange gefunden, aber es ist ein Prozess und eine Entwicklung, die
jeder selbst erleben sollte.

Wenn Sie allerdings heute, vielleicht, um für sich
eine Entscheidung treffen zu können, eine wissenschaftlich fundierte Erklärung und „Beweise" für das
energetische Heile, mit wissenschaftlichen Nachwei-
sen im Sinne von

*„1000 Menschen hatten dieses Problem, 500 Men-
schen der Versuchsgruppe wurden mit demselben Körb-
lerischen Zeichen bemalt oder jener Handhaltung oder
jenem homöopathischen Mittel behandelt – über 450 der*

gleich behandelten Teilnehmer zeigten eine Verbesserung ihrer Symptome bis hin zur Beschwerdefreiheit und unter 50 Teilnehmer der Placebogruppe zeigten keine signifikanten Veränderungen, wodurch die Wirksamkeit des energetischen Heilens wissenschaftlich belegt erscheint und ein Placebo-Effekt weitgehend ausgeschlossen werden kann",

haben müssen, werden Sie enttäuscht sein. So weit sind wir bzw. ein Teil von uns noch nicht. Und es widerspräche meines Erachtens auch der Sicht- und Herangehensweise alternativer Heiler und den Grundlagen des Wirkens energetischen Heilens. Denn gerade ein auf das konkrete Wesen Mensch in seiner Gesamtheit, nicht auf das Symptom eingeschränktes, abgestimmtes Mittel (Homöopathie), die richtige Schwingung in Resonanz, das genau zu dieser Person mit dieser Ursache ein und desselben Symptoms bei mehreren, schließt eine Gleichbehandlung vieler Menschen mit identischer Behandlungsweise aus. Ein und dasselbe energetische Mittel kann nicht bei allen Menschen mit gleichen Symptomen dieselbe Wirkung haben. Der Mensch ist mehr als sein Symptom.

Es stellt sich auch die Frage, warum ist das „Fass" übergelaufen? Unser Körper nimmt im Lauf der Zeit viele Dinge auf. Geburtstrauma, emotionale Verwundungen, Stress im Alltag, Umweltgifte, Fehlernährung, Alkohol, Ziga–retten, Antibiotika, um nur einiges zu nennen. Hinzu kommt, dass sehr viele Menschen unter akuten oder chronischen Erkrankungen und Veränderungen des Verdauungstraktes leiden. Sie vertragen viele Lebensmittel nicht mehr, reagieren allergisch. Morbus Crohn, Colitis Ulcerosa, Histaminintoleranz (HIT), Sorbitintoleranz (SI), Glutensensibilität, die Liste ist im Lauf der letzten Jahre immer länger geworden.

Es entstehen Mangelversorgungen an grundlegenden Vitaminen, Mineralstoffen, Spurenelementen und mehr. Die Entgiftungsorgane werden überlastet oder „wachsen mit ihren Aufgaben", siehe unsere Leber.

Und dann, eines Tages, wenn das Fass randvoll ist, reicht ein Tropfen, um es zum Überlaufen zu bringen. Wer jetzt nur nach dem letzten Tropfen sucht, zum Beispiel dem Virus, und sich in der Behandlung nur auf diesen beschränkt, wird den Menschen nicht heilen.

Er wird das Symptom unterdrücken, so wie jemand, der nur den obersten, kleinen Tropfen aus dem Fass entfernt. Sie können sich selbst ausmalen, was beim nächsten kleinen Regen passiert. Übertragen meine ich damit, wenn Ihr System vor dem Kippen war und ein kleiner Auslöser (ein Virus oder auch eine schlechte Nachricht) es zum Überlaufen, also zu Fall gebracht hat, wird es nicht besser, wenn Sie sich nur um den letzten „Auslöser" kümmern. Nicht, wenn Sie wirklich „heil werden" wollen.

Aus ganzheitlicher Sicht, und der folgen die meisten energetischen Heiler, welche „mit Input", also nicht nur als reiner Kanal für Energie, arbeiten, sollten Sie zunächst herausfinden, was die größte Menge, den größten Brocken in Ihrem „Fass" ausmacht. Was nimmt den größten Raum ein? Was schwächt Ihr „System Mensch" am meisten? Was hat Ihr Fass (bleiben wir einmal bei diesem bildlichen Beispiel) so vollgemacht, dass nicht einmal mehr der Tropfen hineinpasste? Ergibt es Sinn, den Tropfen aus dem Fass zu entfernen, wenn es randvoll mit allerlei Müll ist?

¶Genau aus diesem Grund, weil sich ein ganzheitlich denkender Heiler, ein energetischer Heiler, nicht nur um den letzten Tropfen, sondern das Fass an sich kümmern wird, kann er nicht bei 10, 100, 1000 Menschen, welche durch den Tropfen (Virus) übergelaufen sind, nur ein Mittel für den Tropfen nehmen, sondern wird suchen, bis er die größten Brocken im

Fass ausfindig gemacht hat und dann das passende Werkzeug wählen, mit dem er diese Brocken abtragen kann.

Bringen Sie dies einmal in eine wissenschaftliche Studie, wie oben beschrieben. Wie soll das mit dem heute in der Breite noch vorherrschenden Verständnis von einem „wissenschaftlichen Beweis" funktionieren? Gebraucht wird in diesen Dingen eine andere Verständnisgrundlage, eine andere Sicht auf die Dinge, als sie uns momentan noch als Standard vermittelt wird und der viele Menschen bei ihrer Meinungsbildung noch allein folgen.

Ich habe es immer wieder erlebt, dass Menschen nach allen möglichen Erklärungen gesucht haben, nur um nicht zulassen zu müssen, was sie am eigenen Leib erfahren haben, nämlich, dass die energetische Arbeit funktioniert hat. Sie konnten wieder laufen, der verletzte Daumen (mehrere Wochen alte Sportverletzung) war von heute auf morgen beschwerdefrei, ein kinesiologischer Armlängentest hat angezeigt, was nur sie wissen konnten usw. Gerade von sehr „kopflastigen" Menschen, meist aus dem studierten Bereich, kann dabei oft nicht angenommen werden, was gerade geschah.

Es passt nicht ins Weltbild. Viele reden auch ungern darüber, dass Sie bei einem energetischen Heiler, einem Geistheiler, einem Psychokinesiologen waren. Es spielt die Scham mit, was die anderen von einem denken könnten. Da wurden die einfachsten Dinge zerredet und mit Wahrscheinlichkeiten, Placebo, Erwartungshaltung usw. versucht zu erklären. Wenn mancher wüsste, um welche Erfolgserlebnisse er sich selbst bringt.

WISSENSCHAFTLICHE MODELLE ODER „WIE WIRKT ENERGETISCHES HEILEN?"

Es gibt Erklärungsansätze, Studien, schriftliche Abhandlungen, Vorträge auf Kongressen und vieles mehr, in denen versucht wird, das Wirken, die feststellbaren Auswirkungen des Handelns energetischer Heiler bzw. energetischer Heilmethoden mit derzeitigen wissenschaftlichen Modellen zu erklären. Hier kristallisiert sich in den letzten Jahren folgende Betrachtungsweise heraus.

Alles schwingt – alles ist Energie

Unsere Welt besteht aus (Angaben leicht ab–weichend):

5 % sichtbarer Materie

25 % dunkler Materie

70 % unsichtbarer Energie.

Nehmen wir also erst einmal zur Kenntnis, dass unsere Welt nach wissenschaftlichem Konsens nur zu 5 % aus dem besteht, was wir mit unseren „normalen" Sinnen wahrnehmen und als „das was ist" interpretieren.

Halten wir uns weiter vor Augen, dass ein uns allen geläufiges Atom, welches wir als Grundbaustein für unsere Materie „verantwortlich" machen, zu 99,999999999 % aus „leerem Raum" besteht.
(Quelle_Dr. Ulrich Warnke, Quantenphilosoph,

https://magazin-forum.de/de/news/leben/%C2%84wir-bestehen-zu-99-prozent-aus-vakuum%C2%93)

Sie haben sich nicht verlesen, da steht die Zahl 99 mit weiteren neun Neunen hinter dem Komma. Wir bestehen also zu 99,999999999 % aus Vakuum. Kaum vorstellbar, oder? Andere Publikationen erwähnen regelmäßig nur 99,9999 %, aber ich glaube nicht, dass dies für unsere Betrachtungsweise ins Gewicht fällt. Aber es ist schon erstaunlich, wenn Materie zu über 99 % aus

Nichts besteht, bedeutet das, dass auch wir zu über 99 % aus Nichts bestehen. Wir nehmen also mit unseren „normalen" Sinnen nur 5 % des Vorhanden wahr, welches zu über 99 % aus Nichts besteht. Eine schaurige Vorstellung.

Als anschauliches Beispiel wird gern als Größenvergleich für das Verhältnis Atomkern zu Atomhülle (umkreisende Elektronen) ein Fußballfeld genommen. Wobei der Atomkern einem Stecknadelkopf in der Mitte eines Fußballfeldes entspricht und die Hülle die Außenlinie des Spielfeldes darstellt.

Damit wird eher klar, was diese 99,999999999 % bedeuten.

Aber es geht weiter. Noch in meiner Schulzeit galt das Atom laut Lehrplan als „letztes unteilbares Teilchen", zurückzuführen auf das Atommodell Demokrits. Es kamen die Entdeckungen, dass der Atomkern aus Protonen und Neutronen besteht, Einzug hielten subatomare Teilchen, Quarks, die Quantenphysik wurde bekannt und bekannter, die Stringtheorie erschien am wissenschaftlichen Horizont und vieles mehr.

Protonen und Neutronen z. B. bestehen aus den benannten Quarks. Als Informationsquelle für ein weiteres Studium kann ich hier unter anderem

„Ökosystem Erde – Der Aufbau der Materie"
(https://www.oekosystem-erde.de/html/exkurs-02.html)
empfehlen.

Je weiter sich die Wissenschaft in die kleinsten Teilchen hineinbegibt, umso mehr kommt sie in den Bereich der Felder, Wellen und Schwingungen, was sich dann zum Beispiel so liest:

> *„Aufgrund der Quantennatur kann man sich subatomare Teilchen nicht als klassische Teilchen vorstellen. Vielmehr treten in der physikalischen Beschreibung des Verhaltens und der Reaktionen subatomarer Teilchen Quantenphänomene wie der Welle-Teilchen-Dualismus, die Unschärferelationen, Vakuum-fluktuationen und virtuelle Teilchen auf.¶*

Die Anwender der Informationsmedizin und energetischen Heilung ziehen aus den verschiedenen wissenschaftlichen Erkenntnissen und Denkmodellen für sich die Essenz, dass letztlich alles aus Schwingungen besteht. Dr. Masaru Emoto, ein japanischer Forscher, beobachtete gefrorene Wasserkristalle und stellte fest, dass sich Wasser veränderte, wenn es Worten, Gedanken, Musik ausgesetzt wurde. Positive Worte oder Gedanken, melodische Musik, ergab wunderschöne, symmetrische Wasserkristalle. Setzte man das Wasser negativen Gedanken, Beschimpfungen oder Heavy-Metal-Musik aus, waren die Wasserkristalle chaotisch bis hin zum Zerbrechen. Der Mensch besteht zu ca. 70 % aus Wasser. Was glauben Sie, wie sich unterschiedliche, Informationen, Schwingungen, auch Mobilfunkwellen auf diesen Teil des Körpers auswirken?

Es gibt Anwender, welche Wasser „informieren" und dann schluckweise zu sich nehmen. Wer mit seinen Pflanzen spricht und sich über deren Gedeih freut, wird mir folgen können.

Es gibt viele Fragen, viele Modelle und viele Erklärungsansätze, aber letztendlich noch keine zweifelsfreien Antworten, welche für immer Bestand hätten.

Interessant sind Ansätze aus der Quantenphysik. So beschreibt zum Beispiel ein Beitrag der Max-Planck-Gesellschaft unter dem Titel „Quantenteilchen im Synchrontanz"

„Wie von Geisterhand können scheinbar unabhängige Pendeluhren sich zu einem gleichzeitigen, synchronen Ticken zusammenfinden. Das Phänomen der ‚selbst organisierten Synchronisation' kommt oft in Natur und Technik vor und ist ein Kernforschungsgebiet von Marc Timmes Team am Max-Planck-Institut ..."

„Die Beispiele beschränken sich nicht nur auf mechanische Schwingungen. „Das gibt es auch in vielen verschiedenen biologischen Netzwerken", erklärt Timme: ‚Im Gehirn tritt das Phänomen bei der Synchronisation von Nervenimpulsen auf.‘"

Erst gestern sah ich ein anschauliches Video mit einem Versuchsaufbau, in dem eine Person über eine Stimmgabel mit 440 Hz zwei Tennisbälle gehängt hatte, welche seitlich an dieser anlagen. Schlug er in Nähe dieser Stimmgabel eine zweite an, welche auf eine andere Frequenz geeicht war, passierte nichts. Kaum schlug er eine Stimmgabel an, die ebenfalls mit 440 Hz schwang, ging die fest montierte Stimmgabel in Resonanz, was man an den ausschlagenden Tennisbällen sah.

Wer sich etwas mehr mit der Materie beschäftigen möchte, sollte sich mit den aktuellen kosmologischen Modellen, der Quantenphysik oder Quantenmechanik, Stringtheorie und anderen Modellen beschäftigen. Dort finden Sie einige interessante Ansätze, welche als Erklärung für ein Wirken energetischer Heilung und Informationsmedizin durchaus interessant sind. Auch ich stehe auf dem Standpunkt, letztendlich ist alles Energie und Information. Und so kann sich ein geübter

Heiler in einen anderen Menschen hineinfühlen, wahrnehmen, was das Umfeld nicht sieht und ein medizinischer Apparat noch nicht detektieren kann. Im Informationsfeld können sich Dinge zeigen, welche auf körperlicher Ebene noch nicht manifestiert sind.

Wie oft liegen wir mit jemandem „auf einer Wellenlänge" oder nicht, können ihn „riechen" oder nicht? Kennen Sie das, wenn uns jemand etwas sagt, was uns triggert, uns anspricht? Oder uns im Gegenteil am Allerwertesten vorbeigeht?

Im ersten Fall gehen wir in Resonanz, da spricht etwas an in uns. Das Gegenüber hat den wunden Punkt getroffen. Im zweiten Fall passiert nichts dergleichen. Eine Information kommt und trifft auf nichts, was mitschwingt. Wir sprechen nicht darauf an.

SELBSTHEILUNGSKRÄFTE

Wir erleben es immer wieder, dass unser Körper sich selbst heilt. Er bekämpft Krankheitserreger, setzt sich mit Viren, Bakterien, Pilzen und anderen auseinander. Er lässt Wunden verheilen, entgiftet unseren Körper und scheidet aus. Man muss es nicht definieren, unser Körper hat die Fähigkeit, sich selbst zu heilen, und ist vom Grunde her auf Selbstheilung programmiert.

Es gibt aber auch Situationen, in denen unser Körper mit seiner ihm eigenen Kraft sich zu heilen nicht weiterkommt. Auch können die Selbstheilungskräfte stark geschwächt bis fast gänzlich zum Erliegen gekommen sein. Dann reicht die geringste Ursache, sonst kein Problem für unseren Körper, aus, um das System zu kippen. Auch kennen Therapeuten das Phänomen der Heilblockade.

Sie haben dies vielleicht schon an sich selbst beobachtet. Sie gehen zum Arzt, Heilpraktiker, Osteopathen oder energetischen Heiler und, egal, was diese auch für Anstrengungen unternehmen, Ihr Körper will einfach nicht reagieren. Die Behandlung, ob schulmedizinisch (wenn Sie nicht ausschließlich auf die Ausschaltung der Symptome abzielt) oder durch einen Therapeuten, schlägt nicht an. Die sonst vorhandenen Reaktionen auf eine Behandlung finden nicht statt. Mancher Therapeut resigniert dann ebenso wie der Patient oder Klient selbst. Hier gilt es, die Ursachen der Heilblockaden aufzudecken.

Liegen noch größere Blockaden, emotionale, toxische, Traumata oder andere Belastungen vor, welche vorher abgearbeitet werden müssen, damit der Körper überhaupt wieder reagieren kann? Wieder in seine Selbstregulation kommen kann? Hier hat sich in der

Praxis zum Beispiel die kinesiologische Testung sehr bewährt.

Oder braucht der Patient/Klient aus der Sichtweise „Krankheit als Weg" diese Symptome noch? „Krankheit als Weg" beschreibt die Sichtweise, dass unser Körper das Sprachrohr unseres Unterbewusstseins, unserer Seele, ist. Er teilt uns über Symptome mit, was wir nicht sehen, fühlen, hören, verstehen.

Ein Beispiel zur Veranschaulichung

Eine Patientin entwickelt im Laufe der Zeit immer größere Bewegungseinschränkungen, bis sie schließlich nicht mehr laufen kann. Der Allgemeinmediziner überweist zum Orthopäden, dieser verweist nach eingehender Untersuchung und ohne Diagnose an den Neurologen und dieser, ebenfalls unfündig geblieben, legt der Patientin einen Gang zum Psychologen ans Herz, die Sache sei „psychosomatisch", eine Erklärung aus körperlicher, struktureller oder biochemischer Sicht liegt nicht vor.

Die Patienten gelangt, eventuell nach einem weiteren langen Weg, an einen Therapeuten, welcher die Dinge anders hinterfragt. Er hört sich die Lebensgeschichte und Umstände seiner Klientin an, vielleicht testet er auch (psycho-) kinesiologisch und bekommt so Antworten direkt vom Unterbewusstsein seiner Klientin. Am Ende zeigt sich klar und ursächlich, die Klientin fühlt sich auf ihrer Arbeit sehr unwohl, geht dieser aber aus finanziellen Ängsten seit Jahren weiter nach und verdrängt die Signale ihres Körpers. Vielleicht kommt man auch an das Ursprungstrauma, dass die Klientin von ihrem Elternhaus vermittelt bekam, dass sie nur finanziell abgesichert und ohne Risiko fest im Leben stehen wird.

Die Patientin weiß, sie fühlt, dass ihr diese Arbeit die Kraft raubt, die Lebensfreude schwinden lässt, aber „es muss ja sein" ist fest in ihrem Denken verankert. Und nun fängt ihr Körper an zu sprechen. Er wird das Sprachrohr ihrer Seele. Am Anfang hat er ihr Lustlosigkeit, Appetitlosigkeit, einen schlechten Schlaf geschickt. Es war zu wenig, der Leidensdruck nicht groß genug, um eine Veränderung in ihrem Leben zu bewirken. Dann schickte er Knieschmerzen, mit welchen sie sich weiterhin jeden Tag auf Arbeit schleppte. Als auch weitere Symptome, wenn auch behandelt, so doch „ungehört" bzw. „unverstanden" blieben, schickte er ihr die Bewegungslosigkeit. Ob in Form eines Bandscheibenvorfalls, eines eingeklemmten Ischias oder was auch immer, es war laut genug, um es nicht mehr zu überhören. Der Leidensdruck wurde so groß, dass die

Klientin anfing, einmal komplett über den Sinn ihres Lebens nachzudenken.

Ob da noch etwas anderes ist außer dieser Arbeit? Ob es das ist, was das Leben mit ihr vorhat? Ob es nicht vielleicht auch anders geht und jetzt an der Zeit ist, wirklich einmal an sich zu denken? Und damit sind nicht die Miete, das Essen und andere Verpflichtungen gemeint, diese müssen zweifelsohne bedient werden. Aber wenn der Körper schon NEIN schreit, ist das dann noch immer mein Weg? Wo bin ich geblieben, wo habe ich mich auf diesem Weg selbst verloren? Wer bin ich? Was bin ich? Und vor allem, was möchte ich noch sein, erleben, erfahren, erreichen?

Als ihr die Bedeutungen ihrer Symptome klar (gemacht) werden, ändert sich zuerst ihre Einstellung, ihre Selbstwahrnehmung. Sie kommt mehr und mehr ins Bewusstsein und stellt dem Leben andere Fragen. Und sie zieht eine Linie. Sie geht auf Arbeit und legt dem Chef klipp und klar dar, wo ab sofort ihre Grenzen sind und zieht diese auch für ihren Chef und so manchen Kollegen. Und sie offenbart ihm, dass sie sich eine andere Arbeit suchen werde. Eine Arbeit, welche sie ausfüllt, in der sie wertgeschätzt wird und welche sie auch tagsüber lächeln lässt.

Ich erzähle diese Geschichte, weil ich an ihr teilhaben durfte. Ob sich ihr gesamtes Arbeitsumfeld geändert hat oder sie in einer neuen Arbeit ihre Erfüllung gefunden hat, weiß ich nicht. Aber sie konnte wieder laufen, und zwar schmerzfrei. Sie lächelte wieder und baute Selbstvertrauen auf. Die Ursache, besser, was der Körper ihr sagen wollte, war weggefallen.

Es hatte eine Veränderung im Geist stattgefunden und somit dieses Symptom nicht mehr notwendig gemacht.

Was sagen uns diese und unzählige andere, ähnliche Erfahrungen aus der Praxis? Wir können uns selbst blockieren oder heilen und haben einen entscheidenden Einfluss darauf. Unser Denken, unser Handeln, unsere Vorstellungen, Sichtweisen, Glaubenssätze, Vorstellung von dem, was wir sind, haben Auswirkung auf unseren Körper. Und so ist es auch nicht verwunderlich, wenn Patienten nach teilweise langen Therapiephasen ohne Erfolg plötzlich durch ein Gespräch, einen Blick in das Unterbewusstsein, eine spirituelle Beratung usw. Heilung erfahren.

Auch eine Narbe auf einem Meridian kann eine enorme Auswirkung haben. Bewegungseinschränkungen, Energielosigkeit, Herzprobleme,

Magendarmprobleme. Werden diese Narben erkannt und entstört, tun sich manchmal die unglaublichsten Dinge.

Es gibt viele Dinge, welche die Selbstheilung unseres Körpers beeinträchtigen können. Und viele Methoden, um diese zu finden und zu bearbeiten.

Ziel des energetischen Heilers wird es immer sein, diese Selbstheilung zu unterstützen.

Einige Beispiele bekannter Methoden der energetischen Heilung

Zu den bekanntesten energetischen Heil–methoden zählen Reiki, Geistheilung, verschiedene Anwendungen der Kinesiologie, Arbeit an der Aura und den Chakren sowie Besprechen, Arbeit mit Steinen,

Schüßlersalzen, Homöopathie, aber auch viele weniger bekannte Ansätze und Methoden. Je nachdem, wie weit man sich vom Materialistischen ins Spirituelle bewegt, kann man diese Aufzählung fortsetzen. Psychokinesiologie, systemische Familien–aufstellung nach Bert Hellinger, Lesen in der Akasha-Chronik, Quantenheilung – die Welt des energetischen Heilens ist groß.

REIKI

Reiki ist ein japanisches Kunstwort und bedeutet so viel wie universelle Lebensenergie. Es besteht aus den Zeichen „rei", für Geist oder Seele, spirituell, aber auch „das Ganze" und „ki", für Lebensenergie (auch als „chi" bekannt).

Der Legende nach geht die „Wieder-Entdeckung" von Reiki auf den japanischen Gelehrten **Mikao Usui** (1865 bis 1926) zurück, welcher sein Leben lang auf der Suche nach einer Methode war, um seinen Körper und seinen Geist stärken zu können. Er wusste durch alte Schriften, dass dies energetisch möglich war, einer Ein-weihung bedurfte, jedoch nicht, wie er diese erlangen konnte. Im Jahr 1922 soll Usui als Buddhist während einer 21-tägigen Meditation auf dem heiligen Berg Kurama ein Erleuchtungserlebnis gehabt haben, in dessen Folge er das „**Usui-Reiki**" entwickelte.

Das Usui-Reiki stellt für viele Reiki-Praktizierende den Eintritt in die Welt des Reiki, aber auch des energetischen Heilens an sich dar. Usui-Reiki wird vor allem über die direkte Einweihung in Grade durch einen Reiki-Meister/Lehrer weitergegeben und arbeitet mit Symbolen. Usui-Reiki wird allgemein sowohl durch Anwender als auch Empfangende als eine sehr sanfte Energie beschrieben.

Im Laufe der letzten Jahre wurden aus einer begrenzten Anzahl von Graden (3. Grad = Meister) mehr und mehr, heute finden wir Einweihungsangebote bis zum 21. Grad. Sie sollen eine Erweiterung des Usui-Systems darstellen und Licht- bzw. Großmeistergrade sein.

Was man davon zu halten hat, muss jeder für sich entscheiden, was bleibt, ist die reine Energie, die, vom richtigen Heiler gegeben, das Richtige tun wird. Wie immer im Leben kommt es darauf an, im richtigen Moment den richtigen Menschen zu treffen. Lassen Sie sich bei Ihrer Entscheidung nie von Graden und bunten Urkunden leiten. Wir werden noch auf das Thema „Wie finde ich meinen Heiler" eingehen.

Eine weitere, sehr bekannte Form des Reiki ist das „**Kundalini-Reiki**". Kundalini-Reiki geht auf den aufgestiegenen **Meister Kuthumi** zurück und wurde durch Ole Gabrielsen, einen dänischen Meditationslehrer, gechannelt. Kundalini-Reiki wird vorwiegend über Ferneinweihung weitergegeben, kommt gänzlich ohne Symbole aus und wird als eine sehr kräftige Heilenergie wahrgenommen. Auch hier hat durch regelmäßiges Channeling durch Ole Gabrielsen in den letzten Jahren eine Weiterentwicklung stattgefunden, durch welche Qualität und Stärke der Kundalini-Energie der gehobenen Energie und Schwingung der Erde angepasst wurde.

Daraus ging das **Kundalini-Reiki-Millennium** hervor, welches weitere Reiki-Energien (Reiki-Balance, Diamond-Reiki, Crystalline-Reiki, DNA-Reiki, Geburtstrauma-Reiki, Location-Reiki und Past-Life-Reiki) einschließt. Kundalini-Reiki-Millennium wird nun in einer einzigen Einweihung weitergegeben und beinhaltet die bisherigen Grade 1 bis 3 (inkl. Meister/Lehrer) und den Boostern I bis III. Damit ist Kundalini-Reiki-Millennium das zurzeit stärkste mir bekannte Reiki-System.

Ich würde aber zu keinem Reiki-Gebenden gehen, welcher sich ausschließlich in Millennium hat einweihen lassen, ohne vorher eine von einem Lehrer begleitete Entwicklung im Kundalini-Reiki vollzogen zu haben. Reiki weiterzugeben bedeutet, wie bei jedem Heiler und Therapeuten, erst einmal an sich selbst zu arbeiten, sich selbst zu behandeln und mit sich selbst ins Reine zu kommen. Dies ist ein Weg und geschieht nicht in 30 Minuten. Schauen Sie also nach dem Werdegang und gern auch dem Stammbaum.

Darüber hinaus gibt es weitere Reiki-Systeme wie Shamballa-Reiki, Karuna-Ki-Reiki, Engel-Ki-Reiki, Gold-Reiki und Vollspektrum-Reiki, um nur einige zu nennen. Lassen Sie sich nicht beirren. Es kommt weniger auf den Namen des Systems an, im Vordergrund sollte ausschließlich der Mensch stehen, dem Sie sich anvertrauen. Und bevor Sie Reiki selbst erlernen, werden Sie sich zielgerichtet mit den Systemen auseinandersetzen und das oder die für Sie passende(n) finden.

Für den eigenen Einstieg würde ich Ihnen eines der beiden erstgenannten Systeme ans Herz legen.

Beiden gemeinsam, wie im Reiki überhaupt, ist, dass der Reiki-Gebende nicht seine eigene Energie gibt (es sei denn, er macht es falsch, dann wird er regelmäßig nach der Behandlung selbst schwach sein), sondern nur als Kanal für die entsprechende Energie fungiert. Der Usui-Reiki-Gebende verbindet sich dazu über das

Kronen-Chakra mit der Reiki-Energie, der Kundalini-Reiki-Gebende über das Wurzel-Chakra mit Mutter Erde.

Um Reiki geben zu können, findet in den verschiedenen Systemen eine Einweihung oder auch „Einstimmung" statt, in der die Chakren und Energiebahnen gereinigt und geöffnet werden. Man sieht dies allgemein als Voraussetzung an, um die entsprechende Energie als Kanal empfangen und über seine Hand-Chakren weitergeben zu können. Ich würde immer dafür plädieren, ob Direkt- oder Ferneinweihung, sich einen Lehrer/Meister im entsprechenden Reiki-System zu suchen und mit ihm gemeinsam zu arbeiten. Es gibt auch Menschen, welche sich ihre, den Kindern noch innewohnende Fähigkeit, Energie einfach weitergeben zu können, bewahrt haben. Sie spüren den Energiefluss unabhängig von einer Einweihung und staunen am Anfang nicht selten, was sie bei anderen erreichen, ohne es „erlernt" zu haben.

Kinder sind zum Beispiel oft noch in der Lage, die Aura (das Energiefeld) um Menschen herum wahrzunehmen. Fragen Sie einmal ein Kind, wenn es bunte Farben um Kopf und Körper gemalter Menschen zeichnet, warum es dies tut. Ich habe oft erlebt, wie Kinder von diesen Farbwolken gesprochen haben, die sie um die Menschen sahen. Kinder sehen Wesen, die wir nicht (mehr) wahrnehmen.

Traurigster mir bekannter Fall war, wie ein kleines Mädchen ein für die Erwachsenen imaginäres Vögelchen auf den Händen hielt und ihnen stolz zeigte. Der Vater, welcher keinerlei Zugang hatte, klatsche mit beiden Händen zu und ... es hat das Mädchen geprägt.

Lachen Sie nie Ihre Kinder aus, wenn Sie etwas sehen oder wahrnehmen, was Ihnen in Ihren Grenzen verschlossen bleibt.

GEISTHEILUNG

Die Geistheilung oder der Geistheiler ist für die meisten Menschen der Inbegriff des energetischen Heilers. Wenn Sie einen Geistheiler bei der Arbeit beobachten, werden Sie am Anfang unwissend schmunzeln. Bei einem Reiki-Praktizierenden können viele noch gelten lassen, dass er Lebensenergie kanalisiert und überträgt. Die Handpositionen sind für einen „Unwissenden" teilweise noch nachvollziehbar.   ¶Etwas anders sieht in der Regel der erste Kontakt mit einem Geistheiler aus. Auf (meist spirituellen) Messen, Ausstellungen oder anderen Veranstaltungen stehen oder sitzen sie neben ebenfalls stehenden, sitzenden oder auch liegenden Teilnehmern. Sie „sehen" und „hören" Dinge, welche wir zunächst für unmöglich halten, weil wir sie selbst nicht wahrnehmen. Sie besprechen Warzen, arbeiten mit Einhandruten oder Ruten, die Elektroden an einer Seite haben. Damit scannen sie die Körper der Teilnehmer ab. Wieder andere Geistheiler arbeiten zu zweit an ihren Klienten.

Zwei der in Deutschland bekanntesten Geistheiler sind **Horst Krohne** und der schon verstorbene **Bruno Gröning** (1906 bis 1959). Bruno Gröning behandelte unzählige Menschen, hielt viele Vorträge und erklärte sein Wirken durch einen von Gott gesandten und durch ihn an die Menschen weitergeleiteten Heilstrom. Bruno Gröning sah sich zeitlebens und darüber hinaus ärgsten Anfeindungen und staatlichen Sanktionen ausgesetzt. Seine Anhänger und unzählige „geheilte" Menschen liebten ihn und verehren ihn noch heute. So wird er auch heute noch manchmal in Artikeln als „Der größte Geistheiler aller Zeiten" beschrieben. Ob Wunderheiler oder Scharlatan, darüber verliere ich keine Gedanken. Er hat vielen Menschen zu seiner Zeit Linderung und Heilung gebracht.

Der noch heute aktive Horst Krohne, welcher selbst Heiler ausbildet, war Gast und stand Rede und

Antwort in vielen Gesprächsrunden zu diesem Thema und ist Gründer der „Schule der Geistheilung®". Er gilt noch heute als einer der profiliertesten Geistheiler Europas.

Horst Krohne schrieb unzählige Bücher über das geistige Heilen:

- Das Hausbuch der Geistheilung
- Die Schule der Geistheilung
- Heilende Hände
- Organsprachetherapie
- Geistheilung – Dialog mit der Seele.

Allein an dieser kleinen Auswahl seiner Bücher sehen Sie, in welche Richtung die Geistheilung geht. Er selbst beschreibt es in einem seiner Bücher so: (alte Schreibweise)

„Heilung ist jedoch nichts, das gemacht werden kann – weder durch Geistheilung noch durch Medikamente oder irgendwelche schulmedizinischen Behandlungsmethoden. Übertragen wird lediglich eine Information, die zur Selbstregulierung führt. Dabei hat der Heiler die Funktion des Lehrers, der den Verursacher des Leidens aufzeigt und Heilung anregt."

Das Feld der Geistheiler ist groß und es tummelt sich auch mancher wirkliche Scharlatan in diesem. Es ist nicht leicht, die Guten von den weniger Guten und den Betrügern zu unterscheiden.

Folgen Sie Ihrem Herzen, Ihrem Bauchgefühl, den Erfahrungen anderer, denen Sie vertrauen können. Bringen Sie nicht eine Unsumme zu jemandem, bei dem Sie kein gutes Gefühl haben, aber versuchen Sie es, wenn Ihre innere Stimme es Ihnen rät.

HOMÖOPATHIE

Zunächst, ob man die Homöopathie der „energetischen Heilung" zuordnet, hängt vom Standpunkt des Betrachters ab. Ich spreche sie an, da sie im feinstofflichen Bereich mit Informationen arbeitet und so der Grundwirkungsweise energetischen Heilens entspricht. Sie wird auch den „Regulationstherapien" zugeschrieben, welche Körper und Geist ausgleichen und die Selbstheilungskräfte aktivieren sollen.

Die Homöopathie, aus dem Griechischen „homoios" und „pathos", also „ähnlich" und „Leiden" zusammengesetzt, geht auf den deutschen Arzt und Apotheker Samuel Hahnemann (1755 bis 1843) zurück.

Hahnemann, unzufrieden mit den zu seiner Zeit vorherrschenden Methoden der Berufskollegen, üblich waren noch Aderlässe, Brech- und Abführkuren, die Gabe von Medikamenten aus Arsen, Blei oder Quecksilber, entdeckte im Selbstversuch und an anderen, gesunden Probanden (vereinfacht dargestellt), dass Arzneimittel und Naturstoffe bei einem erkrankten Menschen das heilen, was sie bei einem gesunden ähnlich hervorrufen. Diese „Ähnlichkeitsregel" – *Similia similibus curentur oder* „Simile-Prinzip", verkörpert das Wesentliche in der Homöopathie und wurde durch Hahnemann als „Ähnliches möge durch Ähnliches geheilt werden" beschrieben.

Für jedes Mittel in der Homöopathie gibt es ein Arzneimittelbild, welches die Wirkung beim Gesunden und Kranken beschreibt. Gefunden wurden und werden die verfügbaren Mittel, welche u. a. aus Pflanzen, Mineralien und Tieren bestehen, durch die noch heute gültige „Arzneimittelprüfung", bei dem der vakante Stoff dem Gesunden gegeben wird und dann die entstehenden Symptome aufgezeichnet werden und das Arzneimittelbild ergeben.

Arzneimittelbilder können Sie sich im Internet unter *https://www.homoeopathie-online.info/arzneimittelbilder-in-der-homoeopathie/* anschauen.

Homöopathische Mittel finden sich als Globuli und als Tropfen (enthalten Alkohol). Sie werden „potenziert", das heißt, sie liegen in verdünnter Form vor. Sie werden D-Potenzen (jeweils 1:10), C-Potenzen (1:100) bis hin zu extremen Hochpotenzen von CM (1:100$^{100.000}$) finden. Jedoch ist es in der Homöopathie so, dass die Wirksamkeit nicht etwa mit der Potenzierung = Verdünnung abnimmt, sondern das Gegenteilige eintritt. Je höher ein Mittel potenziert ist, umso mehr wirkt es auf der seelischen Ebene und umso genauer muss das Arzneimittelbild zum Symptom passen. Während der Laie Homöopathie in der Regel in den Potenzen D6/D12, C30 anwendet und die D6/D12-Potenz eher breit und mehr strukturell wirkt, bedürfen höhere Potenzen einer genauen Auswahl und werden teilweise nur in einer einzigen Gabe bzw. mit großen Pausen zwischen den Gaben angewendet.

Es gibt genug Bücher und Listen im Internet für den Heimanwender. Wenn Sie zielgerichtet, abseits von Arnika, Ruta, Apis und anderen Mitteln für die homöopathische Notfallapotheke, arbeiten wollen, führt der Weg an einem ausgebildeten Homöopathen nicht vorbei. Er wird mit Ihnen ein langes Gespräch führen, um das oder die geeigneten homöopathischen Mittel und Potenzen für Sie zu finden.

Auch der Homöopath kann an körperlichen wie seelischen Symptomen und Verhaltensmustern arbeiten.

Kurz etwas zur Wirksamkeit, welche der Homöopathie gern abgesprochen oder dem Placeboeffekt zugeschrieben wird: Fragen Sie sich nur, wieso eine Wirkung bei Kindern und Tieren ein Placeboeffekt sein soll. Wenn Sie nun offen sind, versuchen Sie es. Wenn Sie dagegen anfangen, eine Erklärung zu formulieren, dass ja Tiere und Kinder durch ihre Bindung zu Mutter bzw. Halter ... usw., dann lassen Sie es, dann ist es nicht Ihr Weg. Es könnte Ihnen trotzdem helfen, aber tun Sie es dem Homöopathen nicht an.

SCHÜßLERSALZE

Hier werde ich mich etwas kürzer fassen, wenn Sie das Kapitel zur Homöopathie gelesen haben, werden Sie die Ähnlichkeiten erkennen.

Schüßlersalze finden als Globuli/Tabletten auf Milchzuckerbasis Anwendung und liegen in der Regel in den Potenzen D6 und D12 vor. Dr. Schüßler selbst, ein homöopathischer Arzt, entdeckte zu seiner Zeit (1821 bis 1889) die Schüßlersalze 1 bis 12. Im Laufe der

Zeit kamen zu diesen Basissalzen 15 weitere Ergänzungssalze hinzu und die Palette erweitert sich noch.

Während homöopathische Mittel in der Therapie vorwiegend zur Genesung eingesetzt werden, finden die Schüßlersalze oft auch vorbeugend Anwendung. Sie werden z. B. gern bei oder zur Vermeidung von Mangelversorgungen genommen, wobei sie in diesen Potenzen als Lieferanten selbst nicht ins Gewicht fallen sollten, hier scheinen sie eher als Türöffner oder Initiator für die Zellen zu fungieren, wodurch diese stimuliert werden, die entsprechenden Mineralstoffe selbst besser aus den Nahrungsmitteln aufzunehmen und in die Zellen zu schleusen, so die Denkweise.

Eine klassische, auch unter Laien bekannte und weitverbreitete Anwendung von Schüßlersalzen im Heimgebrauch ist die „Heiße 7". Das Schüßlersalz Nr. 7 ist „Magnesium phosphoricum" und Magnesium wirkt bekanntermaßen entspannend auf Muskeln und Naturell.

So werden 10 Globuli/Tabletten des Salzes Nr. 7 in heißes Wasser gegeben, mit einem nichtmetallischen Löffel umgerührt und schluckweise getrunken. Dies wirkt entspannend bei Krämpfen und dergleichen. Versuchen Sie es doch einfach einmal und wiederholen Sie es ruhig in einem Abstand, in dem Sie z. B. auch

Kamillentee trinken würden, wenn Sie Magendarm-probleme haben.

Weitere Informationen zu den verschiedenen Schüßlersalzen finden Sie z. B. unter *www.schuessler-salze-portal.de/schuessler-salze-liste.html,* aber auch viele weitere Quellen sind hilfreich.

BACHBLÜTEN

Die Bach-Blütentherapie geht auf den englischen Arzt und Forscher Edward Bach (1886 bis 1936) zurück, einem Pionier der psychosomatischen Medizin, und wurde von Mechthild Scheffer in den vergangenen 25 Jahren systematisch weiter ausgebaut.

Edward Bach entdeckte und entwickelte ein natürliches, für jedermann einfach anwendbares Verfahren zur Förderung der seelischen Gesundheit und damit zur Vorbeugung von körperlichen Erkrankungen.

„Die Original-Bach-Blüten werden größtenteils auch heute noch an den von Edward Bach festgelegten englischen Fundorten in freier Natur gesammelt. Zur An-wendung kommen 38 speziell aufbereitete Blütenauszüge von wild wachsenden Pflanzen und Bäumen in individu-ell zusammengestellten „Bach-Blüten-Mischungen". Sie

sind nebenwirkungsfrei und vertragen sich mit jeder anderen Form schulmedizinischer und naturheilkundlicher Therapie.

Die Original-Bach-Blütentherapie wird heute von vielen Menschen zur Selbstbehandlung und in zahlreichen medizinisch oder psychologisch orientierten Praxen und Institutionen eingesetzt."

(Quelle_Arbeitsmappe Bachblüten, „Zentrum für ganzheitliche Entwicklung von Körper, Geist und Seele")

Bachblüten haben drei Anwendungsgebiete,

• seelische Gesundheitsvorsorge

• Akutbehandlung psychischer Stresssituationen und Lebenskrisen

• Begleitbehandlung akuter und chronischer Krankheiten.

Sehr bekannt in der „Notfallapotheke" ist das Mittel „Rescue Remedy", welches, wie der Name vermuten lässt, in erster Linie in Notfällen und Ausnahmesituationen zum Einsatz kommt und aus fünf Bachblüten besteht. Ob Prüfungsangst, Zahnarztbesuch oder eine einschneidende, aufwühlende Situation, wenn Bachblüten zu Ihrem Repertoire gehören, ist dies die Zeit für Rescue-Remedy-Tropfen.

NEUE HOMÖOPATHIE NACH ERICH KÖRBLER

Bei der neuen Homöopathie nach Erich Körbler ist man zunächst versucht, an eine Weiterentwicklung der Homöopathie zu denken. Aber wir haben es hier mit einem anderen Ansatz zu tun. Gemein ist beiden, dass sie auf der Informationsebene arbeiten.

Die „Neue Homöopathie nach Erich Körbler" wird auch „Medizin zum Aufmalen" genannt, weil bei dieser Methode verschiedene Symbole und Zeichen zum Einsatz kommen, welche auf den Körper, zum Beispiel auf Narben, aufgemalt werden.

Erich Körbler (1938 bis 1994) war Elektromechaniker und entwickelte diese Methode aus der „Geometrie-Medizin der Urvölker", wie er sie selbst nannte. Die Kraft und Wirkung von Symbolen und geometrischen Zeichen ist seit Jahrtausenden bekannt, sie fanden sich bereits bei verschiedenen Naturvölkern und der 1991 im italienischen Similaungletscher entdeckten, rund 5000 Jahre alten Mumie „Ötzi".

Mittels eines Tensors, zum Beispiel der Einhandrute, des Pendels, aber auch durch kinesiologische Testung, werden körperliche Störfelder, Unverträglichkeiten, Allergien und mehr aufgespürt und dann mit dem entsprechenden Zeichen, welches man ebenso austesten kann, bemalt. Es soll so eine Umprogrammierung auf energetischer Ebene stattfinden.

Hier möchte ich Ihnen ein anschauliches Beispiel aus der Praxis beschreiben.

Eine Frau hat nach einem Fahrradunfall eine große Narbe am Arm und kann diesen, auch nach langer Zeit der Genesung, kaum bis auf Brusthöhe bewegen, dort ist Schluss. Mit dieser anhaltenden Bewegungseinschränkung sucht Sie die Hilfe einer Osteopathin, welche der Patienten mit viel Erfahrung und einer aus meiner Sicht hervorragenden Behandlungsmethode in relativ kurzer Zeit einen Bewegungsspielraum bis Kopfhöhe beschert. Aber trotz weiterführender Behandlung ist auch hier das Ende erreicht, es geht nicht weiter.

Und nun kommt der spannende Teil: Die Osteopathin bittet den in der Praxis anwesenden energetischen Heiler, sich die Patientin einmal anzuschauen. Mit Zustimmung der Patientin testet der Heiler die große Operationsnarbe aus und stellt fest, dass diese eine Störung auf dem sie kreuzenden Meridian darstellt. Die Energie im Meridian kommt nur bis zu dieser Narbe und kann nicht weiterfließen. Der Heiler testet mit einer Einhandrute die Stärke der Störung und bestimmt dadurch das entsprechende Körblerische Zeichen, welches er kurze Zeit später aufmalen wird.

Als Nächstes folgt in der Regel die Austestung, wie lange ein aufgetragenes Zeichen verbleiben soll. Hier, in diesem konkreten Fall, zeigt das Zeichen, auch zum Erstaunen des Heilers selbst, bereits nach dem Aufbringen direkt Wirkung. Die Patientin kann augenblicklich ihren Arm über den Kopf heben und dies schmerzfrei.

Dies ist sicher ein besonderes und schnelles Ergebnis, aber es zeigt, wie einfach es manchmal sein kann.

Das Meridiansystem ist übrigens seit tausenden Jahren bekannt, fester Bestandteil der TCM (Traditionelle Chinesische Medizin) und aus dieser nicht wegzudenken und findet auch Anwendung in der Akupunktur nach Penzel, der Akupressur und weiteren artverwanden Behandlungsmethoden.

Die Medizin zum Aufmalen oder „Neue Homöopathie nach Körbler" eignet sich hervorragend für den Laien und Selbstanwender. Es gibt unzählige Literatur dazu, in welcher die einzelnen Zeichen und die Vorgehensweise gut beschrieben sind.

PSYCHOKINESIOLOGIE UND SYSTEMISCHE FAMILIENAUFSTELLUNG

Die Psychokinesiologie (nach Dr. med. Dietrich Klinghardt) und die systemische Familienaufstellung (nach Bert Hellinger) sind Methoden, welche tief in die Gefühlswelt hineingehen können und bei denen Sie sich nur einem erprobten Therapeuten anvertrauen sollten.

In beiden Systemen wird direkt an Problemen mittels Abfragetechniken und durch den Therapeuten geführt „gearbeitet".

Die **Psychokinesiologie (PK)** ist eine oft genutzte Methode, wenn Sie sich in einer Einzelsitzung einem Therapeuten anvertrauen und den Ursachen für körperliche und seelische Symptome, wiederkehrende Ereignisse usw. auf den Grund gehen und diese dann auch bearbeiten möchten. Der Psychokinesiologe nähert sich, unter Zuhilfenahme des kinesiologischen Muskel- oder Armlängentestes, Ihrem Thema. Farbbrillen, Augenbewegungen und mehr werden zu Hilfe genommen, um in tiefere Schichten vorzudringen, und auch, um die „Unerlösten seelische Konflikte" (USK), welche ein grundlegender Gedankengang der PK sind, zu finden und aufzulösen. USKs graben sich, je nach

Schwere, unterschiedlich tief in das Unterbewusstsein ein und es bedarf einiger Arbeit, sie aufzudecken. Das liegt unter anderem daran, dass sich das Unterbewusstsein vor erneuten Verletzungen durch erneutes Erleben der verdrängten Emotionen schützt. Es haben auch Techniken aus anderen psychoanalytischen Methoden Einzug in die PK gehalten und werden gern genutzt. Ein Beispiel ist die oben genannte Augenbewegungsmethode zur Auflösung von erkannten USKs.

Eine **systemische Familienaufstellung (FA)** wird überwiegend in Gruppen durchgeführt, nur selten als Einzelsitzung. In einer Gruppenaufstellung benennt der Teilnehmer (Aufsteller) sein Problem, wie zum Beispiel Rauchen, ständige Ängste, Versagen im Beruf, Krankheiten, Beziehungsprobleme, gestörtes Verhältnis zu Kindern und Eltern und vieles mehr. Der Therapeut bestimmt einen Stellvertreter aus der Gruppe der Teilnehmer, welcher in der „Aufstellung" die Rolle des Aufstellenden übernimmt. Weitere Teilnehmer werden Stellvertreter für weitere Personen und Dinge im Umfeld (meist der Herkunftsfamilie) des Aufstellers. Diese positionieren sich frei im Raum und tauchen innerhalb des morphogenetischen Feldes ein in diese Rolle. Sie fühlen plötzlich wie die Personen, welche sie darstellen. Nun liegt es an den Fähigkeiten des Therapeuten, damit zu arbeiten, energetische Verstrickungen aufzudecken und zu lösen.

Bei beiden Methoden (PK und FA) geht es in den Sitzungen sehr oft ans „Eingemachte". Alte, verdrängte oder nie wahrgenommene Traumata (auch aus vorherigen Leben) werden wieder durchlebt und abgearbeitet. Sie brauchen also in beiden Fällen einen erfahrenen Therapeuten, der Sie auffangen kann und genau weiß, was er tut.

Ich möchte Ihnen, neben sehr vielen guten Erfahrungen mit beiden Methoden, auch von einem Negativbeispiel berichten. Ich habe persönlich eine Familienaufstellung erlebt, in welcher die Therapeutin (scheinbar durch eigene Erlebnisse geprägt), das in der Aufstellung aufkommende Thema Missbrauch mehrfach massiv unterdrückte. Dies wurde mir auf meine Wahrnehmung hin und später erfolgter Nachfrage bei der aufstellenden Teilnehmerin von dieser bestätigt. Eine weitere Teilnehmerin hatte es in ihrem Fall ebenso wahrgenommen und uns mitgeteilt.

Nicht nur, dass damit der Sinn einer derartigen Aufstellung der Herkunftsfamilie gänzlich aus den Augen verloren wird, blieb es doch auch noch bei den ungelösten Problemen der Teilnehmerinnen und eine große Chance wurde vertan. Auch wurde durch diese

Therapeutin eine Stellvertreterin nach der Aufstellung nicht richtig aus ihrer Rolle „entlassen". Während die Therapeutin zu Mittag saß, zitterte die Stellvertreterin vor Angst und Kälte auf einen Stuhl gekauert. Sie hatte die Rolle der toten Großmutter übernommen, in welcher sie sich energetisch immer noch mit all diesen Gefühlen und Emotionen befand.

Was will ich Ihnen damit sagen? Sie sehen anhand dieses negativen Beispiels, wie weit sich Personen im morphogenetischen Feld mit dem anderen identifizieren, ihn wiedergeben können. Ein Segen in der Hand eines guten Therapeuten und ein Fluch zugleich, wenn Sie an den falschen geraten.

Glücklicherweise blieb diese Erfahrung ein Einzelfall und hat sich in anderen Aufstellungen bei anderen Therapeuten nicht wiederholt. Ich möchte Ihnen also die Angst wieder nehmen, diese Erfahrungen blieben Einzelfälle. Und bei einer systemischen Familienaufstellung in der Gruppe können Sie auch nur als Stellvertreter teilnehmen und Erfahrungen sammeln. Dies ist ein guter und von mir empfohlener Weg. Viele Teilnehmer entscheiden sich dann spontan, ihre Probleme selbst aufstellen zu lassen.

Ich kann sowohl die Psychokinesiologie als auch die systemische Familienaufstellung empfehlen, wenn

Sie einen guten Therapeuten finden, würde Ihnen aber raten, sich speziell bei der Familienaufstellung vorher zu dieser Methode zu belesen oder mit einem ehemaligen Teilnehmer zu reden.   ¶Ich habe so zum Beispiel zwei verlorene Geschwister, welche ich nie kennenlernen durfte, welche aber in meinem Leben und bei einer dieser Aufstellungen eine einschneidende Rolle spielten, für mich angenommen und konnte mich von ihnen verabschieden.

EFT – EMOTIONAL FREEDOM TECHNIQUE

EFT, auf Deutsch die „Techniken zur emotionalen Freiheit", sind ein hervorragendes Mittel zur Selbstanwendung.

EFT ist ein therapeutisches Konzept der „energetischen Psychologie". Ursprünglich basierend auf den Erkenntnissen und Erfahrungen des klinischen Psychologen Roger J. Callahan aus den 70er- und 80er-Jahren entstanden und als Thought-Field-Therapy (TFT) bezeichnet, entwickelte sein Schüler, der Amerikaner **Gary Craig**, 1984 daraus die Emotional Freedom Technique (EFT).

Callahan selbst wandte seine Therapieform zunächst bei der Behandlung von Phobien an und weitete sie später auf eine Vielzahl anderer Störungen aus.

EFT wird umgangssprachlich auch als „Klopftechnik" bezeichnet und beschreibt damit schon die grundlegende Vorgehensweise. Sie werden bei der EFT-(Selbst)Behandlung mit Ihren Fingern Meridianpunkte an Ihrem Körper beklopfen. Ein guter Therapeut wird Ihnen diese Methode erklären und für die Selbstanwendung als Mittel an die Hand geben. Hilfe zur Selbsthilfe lautet die Devise.

Neben EFT werden Sie eventuell auf Ihrer Suche auch auf den Begriff „MET" stoßen. Zum einen ist MET die Bezeichnung für „Meridian Energy Therapies" im englischsprachigen Raum und EFT eine Methode davon. "M.E.T. nach Franke®" dagegen ist urheberrechtlich geschützt, denn Rainer Franke, ursprünglich aus der EFT-Gemeinde kommend, nennt seine Klopftherapie so. Wer etwas zu den „Unterschieden" und Gründen bzw. „Zwängen" für diese „Umbenennung" wissen möchte, wird im Internet fündig. *(https://emo-free.ch/haeufig-gestellte-fragen)*

Zu EFT finden Sie im Internet weit mehr und frei zugängliche Informationen, es ist weder geschützt, noch stark kommerzialisiert.

Übrigens,

*„Im Frühjahr des Jahres 2012 ist EFT als "evidenzba-
sierte Methode" von der APA (American Psychological
Association) als wissenschaftlich fundierte Therapieme-
thode anerkannt worden."*
(www.eft-info.com)

STEINE, „INFORMIERTES WASSER" UND ANDERE DINGE

In der Welt des energetischen Heilens geht man, wie
schon beschrieben, davon aus, dass im kleinsten Teil
alles schwingt und alles Information ist. So auch
Steine, Farben und vieles mehr.

Farben finden Sie z. B. in Form der Farbbrillen in
der Kinesiologie.

Die **Steinheilkunde** hat eine lange Tradition. Es
gibt eine schier unüberschaubare Menge entdeckter
Heilsteine, welche speziell in den Büchern des Heil-
praktikers und Psychotherapeuten Werner Kühni sehr
gut beschrieben sind. Ich verweise auf seine Bücher:

• Enzyklopädie der Steinheilkunde
• Taschenlexikon der Heilsteine.

Werner Kühni betreibt in Stockheim das erste Heilsteinmuseum mit Shop, ist ausgebildet in klassischer Homöopathie und arbeitet als Heilpraktiker mit Spezialgebiet Steinheilkunde.

In der Regel finden Heilsteine in der Eigenanwendung oder bei auch spirituell ausgerichteten Therapeuten ihren Einsatz. Wenn Sie wieder einmal auf einem Markt unterwegs sind, auf dem auch verschiedene Steine angeboten werden, nehmen Sie doch einmal so einen „Handschmeichler" in die Hand und fühlen Sie hinein. Vielleicht spüren Sie plötzlich eine Wärme, ein Wohlgefühl. Dann ist es „Ihr" Stein. Schauen Sie dann einmal auf die meist dabei liegenden kleinen Beschreibungen zu diesem Stein. Es könnte sein, dass Sie sich angesprochen fühlen.

Wasser wird in der Medizin nicht nur als das wichtigste, erste und notwendigste Element für unseren Körper angesehen. Sie können einige Tage ohne Essen auskommen, Sie können über einen längeren Zeitraum einen Mangel an diesem oder jenen Mineralstoff, Vitamin, Spurenelement aufbauen, aber Sie können nur einen kurzen Zeitraum ohne Wasser überleben. Ich möchte nicht weiter auf die Funktion des Wassers für unseren Körper aus biochemischer Sicht eingehen.

In dem in diesem Buch beschriebenen Kontext geht es um Wasser als Informationsspeicher und Übermittler. Wie schon im Kapitel 2.4 am Beispiel von Dr. Masaru Emoto beschrieben, nimmt Wasser, je nach äußerem Einfluss, bestimmte Formen, Schwingungsmuster, Clusterstrukturen an, welche eine Zeit erhalten bleiben, bis andere Einflüsse diese ändern. Und so nutzten Therapeuten und Selbstanwender Wasser zum Beispiel, um es mit gewünschten Informationen zu versorgen und diese so in den Körper zu bringen. Man geht davon aus, dass so u. a. unsere Zellen informiert werden können.

Der eine bespricht sein Wasserglas, der andere stellt es auf einen Zettel, auf dem die gewollte Information geschrieben steht. Weitere Methoden sind das Halten des Wassers in der einen Hand und einer Substanz (z. B. einer homöopathischen) in der anderen. Dann visualisiert man den Übergang der Informationen vom Ausgangsobjekt zum Wasser. Es gibt diverse Methoden und es lohnt sich für den Interessierten, sich damit weiter auseinanderzusetzen. Es kostet fast nichts, ist schnell zur Hand und es werden keine schädlichen Stoffe aufgenommen, außer man nimmt schlechtes, belastetes Wasser selbst.

AKASHA-CHRONIK

Eine Möglichkeit, die ich ebenfalls persönlich kennenlernen und erleben durfte, möchte ich Ihnen nicht vorenthalten. Das Lesen (lassen) in seiner Akasha-Chronik.

Bitte versuchen Sie, sämtliche „Wertungen" einmal außen vor zu lassen. Wir befinden uns hier, in diesem Buch, bei einigen Methoden sowieso in einem Bereich, der für viele kaum vorstellbar, für andere mit ihrem Glauben und ihrem „wissenschaftlichen Verständnis" abwegig erscheinen mag. Aber es ist nicht mein Ziel, Sie von dieser Art des Denkens und der Wahrnehmung zu überzeugen. Ich verstehe dieses Buch als Angebot für Interessenten, einmal in diese Welt einzutauchen. Nicht jeder muss jeden Weg gehen.

Zurück zur Akasha-Chronik. Bei dieser handelt es sich, nach Vorstellung der Praktizierenden, um ein uns alle umgebendes und durchdringendes, das gesamte Weltall und vielleicht darüber hinaus bestehendes Informationsfeld, in welchem sämtliche Informationen über alles Existierende, was je passiert ist, alle Gedanken, Emotionen, Ereignisse, gespeichert sind. Es ist eine riesengroße Bibliothek allen Seins.

Auch die Informationen über das, was sich für den Einzelnen tun wird, unter dem Aspekt der „Momentaufnahme", ist enthalten. Da wir alle Schöpfer unseres Seins sind, haben wir jederzeit die freie Entscheidung, etwas so oder so zu tun. Wir können also selbst bestimmen, ob das, was momentan als Folge unseres „So-Seins" geschehen wird, dann auch tatsächlich so „bleibt", im Sinne von „geschehen wird", oder ob wir es als Schöpfer anders manifestieren. Bereits bei einer Lesung und dem „Bewusst-Werden", was ist, ändert sich etwas in uns und somit die Zukunft.

Wie dem auch sei, mit einer Lesung (Reading) in Ihrer Akasha-Chronik können Sie Einblicke in Ihnen bisher nicht zugängliche Prozesse in Ihrem Leben gewinnen. Es ist eine Reise ins Unbewusste, in das mit dem Verstand nicht Wahrnehmbare.

Was bestimmt mein Leben? Wie sind meine selbst gezogenen Mauern sozial und im Arbeitsumfeld? Wie gehe ich mit Wünschen, Emotionen um? Was „lebe" ich nicht? Was tue ich, was meinem Wunsch als Seele widerspricht? Wo liegen meine verborgenen Traumata und welche sind das?

Sie können Ihrem inneren Kind begegnen, Kontakte mit Verstorbenen, aufgestiegenen Meistern oder Ihren Geistführern können entstehen. Sie können erfahren, was Ihre alten Beziehungen, Ehepartner, Freund- und Feindschaften noch für energetische Verknüpfungen mit Ihnen haben. Sie können erkennen, was Ihre Seele, Ihr wahres „Ich" wirklich möchte. Diese wird Ihrem Verstand immer verborgen bleiben. Und Sie können an all dem arbeiten.

Der erste Kontakt mit der Bücherei des Lebens findet meist über eine Lesung durch eine andere Person statt. Dann entsteht oft der Wunsch, selbst Zugang zur Akasha-Chronik für sich und andere zu erhalten. Grundsätzlich ist es jedem möglich, diese zu betreten und darin zu lesen. Vielen wird sie aber zeitlebens verborgen bleiben. Wer sich aber auf seine spirituelle Reise begibt, wird früher oder später von ihr hören und um Zugang ersuchen. Dann wird das richtige Buch, der richtige Mensch in sein Leben treten.

Ich empfehle als Literatur das Buch von Gabrielle Orr,

● „Akasha-Chronik One True Love, Der praktische Leitfaden, um das Buch des Lebens zu lesen."

Ich kann nur sagen, es ist eine schöne Erfahrung, die ich nicht missen möchte.

Wer sich entwickeln und heil werden will, muss sich irgendwann seinem inneren Kind, seinen

Verletzungen, seinen vergrabenen Traumata und Gefühlen stellen. Aber wenn Sie einmal den Gipfel bestiegen haben, werden Sie den ungehinderten Blick auf die Sonne haben und Ihr Leben wird sich grundlegend verändern.

Ich wünsche Ihnen eine gute Reise, so Sie denn wollen.

An wen richtet sich energetisches Heilen?

WELCHE ZIELGRUPPE HAT DAS ENERGETISCHE HEILEN?

Es gibt keine konkrete Zielgruppe aus Sicht des Heilers. Jeder, der seinen Fuß in die Praxis eines energetischen Heilers setzt oder sein Angebot zur Fernheilung in Anspruch nehmen möchte, wird erst einmal willkommen sein. Natürlich spielt es eine Rolle, wie Sie dem energetischen Heilen gegenüberstehen, ob Sie dem Heiler und sich eine Chance geben. Wenn Sie einen energetischen Heiler voller Vorbehalt und nicht offen besuchen, boykottieren Sie sich in erster Linie selbst. Wenn er Ihnen die Hände auflegt und Sie sich innerlich verweigern, ist Ihre Zeit noch nicht gekommen.

Es kann sein, dass die Energie trotzdem fließt, es ist aber genauso gut möglich, und das ist meine Erfahrung, dass die Energie dann nicht für Sie da ist.

Es gibt hier unterschiedliche Möglichkeiten. Die universelle Lebensenergie Reiki wird vielleicht fließen, die Energien, welche ein Geistheiler „nutzt", vielleicht eher nicht. Es gibt keinen Grund, einen Menschen zu heilen, der dafür noch nicht bereit ist, weil er seine Symptome noch braucht und sich deshalb selbst „sabotiert". Diese Verweigerung, „Selbstsabotage" genannt, spielt sich im Unterbewussten ab, oft gänzlich unbemerkt vom Klienten.

Mehr dazu im nächsten Kapitel.

ENERGETISCHES HEILEN – MEIN WEG?

Die Wege zum energetischen Heiler oder energetischen Heilen als Selbstanwender sind vielfältig, so wie die Menschen verschieden sind. Ob jemand als Patient den Weg zum energetischen Heiler, energetisch arbeitenden Arzt, Heilpraktiker oder Reiki-Praktizierenden geht, hängt von mehreren Umständen, viel von seiner Einstellung und Erfahrung ab.

Wer spirituell unterwegs ist, sieht sich erfahrungsgemäß eher bei einem Heilpraktiker als bei einem Arzt. Wer sich mit diesen Themen noch nie oder wenig beschäftigt hat, den wird sein erster Gang fast immer zu einem Arzt führen.

Dann gibt es zum Beispiel Patienten, welche als „austherapiert" gelten, bei denen keine Ursachen „gefunden" werden können, welche „psychosomatisch" sind oder eine Diagnose am Limit der Hoffnung erhalten. Oft stehen dahinter langjährige Leidensgeschichten und die Menschen fühlen sich hilflos, weil Besserung nicht mehr zu erwarten ist. Dann finden sie nicht selten durch ihre scheinbare Ausweglosigkeit zu anderen Ansätzen und probieren vorher eher belächelte Möglichkeiten aus.

Wenn Sie also offen sind für neue Wege und auch einmal nur zulassen können, auch wenn Ihnen kein studierter Doktor gegenübersitzt, wenn Sie nicht alles durchdenken und wissenschaftlich verstehen müssen, dann nutzen Sie die sich eventuell bietende Chance.

¶Wenn Sie es dagegen versuchen und noch voller Ablehnung sind, werden Sie in allererster Linie sich selbst keinen Gefallen tun und vielleicht eine Chance auf Heilung nehmen. Wenn Sie noch nicht bereit sind für eine Veränderung oder für diese Art des Heilens, wenn Ihr Widerstand noch zu groß ist, als dass Sie es wenigstens zulassen könnten, gehen Sie bitte zu keinem energetischen Heiler. Sie werden unzufrieden nach Hause gehen.

Oft sieht man dies z. B. bei der Arbeit im psychokinesiologischen Bereich, bei dem mittels kinesiologischem Test mit dem Unterbewusstsein kommuniziert wird und u. a. an Traumata, negativen Glaubenssätzen usw. gearbeitet wird. Bei einer „Selbstsabotage" kommen wechselnde oder unklare Antworten bis hin zur Testunfähigkeit. Ein guter Psychokinesiologe lässt Sie z. B. sagen, „ich möchte gesund werden" und testet Sie dann. So sieht er, ob Ihr Unterbewusstsein es ebenso sieht oder nicht. Und unser Unterbewusstsein ist nun einmal der bestimmende Teil, nicht unser Bewusstsein.

Dies könnte Ihr Weg als Patient sein. Aber wie sieht es mit der eigenen Anwendung aus?

Vielleicht hatten Sie schon immer Interesse, es einmal selbst auszuprobieren? Ein Mittel für sich und Ihre Familie an der Hand zu haben, welches Sie zu Hause selbst anwenden können?

Vielleicht haben Sie sogar schon, unwissentlich, auf diese Weise gewirkt? Letztendlich ist es weniger eine Frage der Definition, sondern eher der Sichtweise. Eine Mutti, welche ihrem Kind die Hand auf Bauch oder Kopf legt, wenn der Magen grummelt oder der Kopf schmerzt, vermittelt Energie, Informationen, harmonische Schwingungen. Es tut dem Kind gut, es wird sich in den Armen der Mutti wohlfühlen und schneller erholen.

Wie wollen wir diese Wirkung beschreiben? Als Wunder? Also Placebo? Ist es die Wirkung von Wärme, Mitgefühl oder Resonanz? Auf jeden Fall scheint es sich nicht auf der stofflichen Ebene abzuspielen. Gedanken, Emotionen, ein Lächeln, ein nettes Wort, eine beruhigende Geste, ein Zuhören und ein „Handauflegen" haben Wirkungen, die wir auf rein materieller Ebene nur schwerlich beschreiben können. Alles schwingt, alles ist Information, alles Energie. Ist die Mutti eine energetische Heilerin?

Wie könnte Ihr Weg aussehen?
Reiki zum Beispiel ist ein typischer Einstieg in die Welt des energetischen Heilens. Viele Privatpersonen suchen sich, oft nach selbst erlebter Gabe, einen Reiki-Meister und Lehrer, lassen sich in die Welt des Reiki

einführen, arbeiten eine Weile mit ihm zusammen und lassen sich dann einweihen, um selbst Reiki geben zu können.

Oder EFT. Viele Klienten, welche z. B. mit Ängsten zu einem Lebensberater oder Heiler kamen, haben sich diese Methode angeeignet und sie hat ihr späteres Leben weiter begleitet, ohne dass sie nunmehr immer zu einem Therapeuten mussten

Aber vielleicht haben Sie auch Interesse, sich einmal in die Welt der Bachblüten einzulesen und die richtige Blütenessenz für sich oder ein Familienmitglied zu finden?

Ich kann Ihnen nur ans Herz legen, wenn Sie den Wunsch verspüren, einmal selbst Ihre Heilkräfte einzusetzen, haben Sie keine Angst. Belesen Sie sich zu der Methode, zu welcher Sie sich hingezogen fühlen. Schließen Sie sich Facebook-Gruppen oder Lerngruppen in Ihrer Nähe an. Besuchen Sie einmal ein Seminar zu Ihrem Thema.

Unter Kapitel 3 habe ich Ihnen ein paar Arten des energetischen Heilens beschrieben, vielleicht haben Sie vom Bauchgefühl her schon Zugang zu der einen oder anderen gespürt.

Selbstfindung oder „Wer bin ich?"

Wie finde ich zu mir selbst? Dies ist ein Weg, der für manche ein Leben lang dauert und viele kommen nie an. Andere sind zufrieden und im Reinen mit sich, aber haben sie zu sich selbst gefunden? Was ist dieses „Selbst"?

Ich beschreibe Ihnen einmal meine Vorstellung, so wie ich das Leben begreife. ¶Wir sind Seelen, welche sich für eine gewisse Zeit einen Körper zunutze machen, um auf dieser, unserer schönen Erde Erfahrungen zu sammeln. Zu diesem Thema kann man weit ausholen, was ich aber gar nicht möchte, es würde den Rahmen sprengen. Wenn wir allerdings Seelen sind, dann können wir nicht gleichzeitig der Körper sein, den wir bewohnen. Und wir können auch nicht der Verstand oder Geist sein, den wir erst im Laufe eines Lebens, die einen mehr, die anderen weniger, durch Erfahrungen, Überlieferungen durch unsere Ahnen, Erziehung, Bildung, soziale und moralische Werte der Gemeinschaft, in der wir aufwachsen und leben, formen. Wenn wir also unseren Körper und unseren Geist nur nutzen, wer sind wir dann? Die, die wir wirklich sind, sind unsere Seelen. Also der Teil von uns, der die Reise zur Erde begonnen hat und sie auch wieder verlassen wird, um heimzukehren.

Ich gebe zu, diese Sichtweise ist für viele sehr gewöhnungsbedürftig bis schwachsinnig. Auch hier wieder meine Bitte, werten Sie nicht zu viel, nehmen Sie es als eine Möglichkeit, das Leben zu begreifen.

Körper, Geist und Seele¶

Für den Verstand ist es schwierig bis unmöglich, aus dem Denken und Werten herauszukommen. Der Verstand oder „unser Geist" ist ein Werkzeug. Er wertet alles anhand seiner Denkmuster, seiner bisher gemachten Erfahrungen, welche wiederum durch die vorher vermittelten Glaubenssätze, was richtig und falsch ist, vorprogrammiert ist. Was in unserer Gesellschaft falsch ist, entspricht in anderen Gesellschaften den Moralvorstellungen. Tiere, welche hier in Massentierhaltung für den Endverbraucher gezüchtet werden, sind in anderen Ländern heilig. Was ist richtig, was ist falsch? Wer will dies entscheiden? Es ist immer eine Wertung unseres Verstandes, geprägt durch die Umstände, in denen wir leben und aufgewachsen sind.

Unsere Seele, also der Teil, der wir wirklich sind, wertet nicht. Für sie gibt es kein Gut und Böse, kein Richtig oder Falsch. Es „Ist" einfach. Eine andere Seele, welche mir sehr weh tut, ist hier, um mir als Seele das Gefühl des Leides und eventuell der Vergebung zu ermöglichen. Ohne diese andere Seele wäre mir diese Erfahrung nicht möglich. Und um Erfahrungen zu machen, bin ich in genau diesen Körper und Familienverband hineingeboren.

Irgendwann gehen beide Seelen wieder nach Hause. Dorthin, wo alles nur aus Liebe besteht und es keine „guten" und „bösen" Seelen gibt. Wenn Sie dieser Denkweise etwas abgewinnen können oder zumindest mehr darüber erfahren möchten, empfehle ich Ihnen,

sich mit den Publikationen von Horst Tepperwein auseinanderzusetzen.

Wie finde ich meinen Heiler?

Es gibt viele Wege und alle haben eines gemeinsam: Sie werden mit dem ersten Schritt begonnen. Und Sie werden nicht nur einen Weg gehen, Sie werden am Ende des ersten Weges einen zweiten und dritten gehen, Sie werden manchen Weg bereits an der ersten Gabelung verlassen. Aber was sie mitnehmen werden, von jedem noch so kurzen Pfad, sind die Eindrücke. So wie auch der kürzeste Weg durch die Natur eine Blume, ein Insekt, einen Lichtstrahl oder ein Vogelzwitschern zu uns schickt, wird Sie jeder Meter reicher an Erfahrungen für das ganze Leben machen.

MÖGLICHE INFORMATIONSQUELLEN

Erfahrungen Bekannter und Freunde stehen an erster Stelle. So bekommen Sie Eindrücke von Menschen, die Sie kennen und hoffentlich auch einschätzen können.

Die früher weitverbreiteten Foren im Internet sind zugunsten von Facebook und neuerdings Telegram weniger geworden.

Wenn Sie einen Facebook-Account haben, haben Sie Zugriff auf viele Gruppen, welche sich zu bestimmten Krankheiten, Therapiemöglichkeiten usw. gebildet haben. In gut geführten Gruppen haben Sie gescheite Menschen, welche selbst als Therapeuten tätig sind und Ihnen viele Ihrer Fragen gern beantworten. Und Sie finden dort Betroffene, also Menschen, welche unter denselben Symptomen wie Sie leiden und teilweise jahrelange Gänge zu vielen Ärzten hinter sich haben. Sie erfahren also von Leidensgenossen nicht nur, dass sie dieselben Probleme haben, sondern auch, welchen Weg sie zur Heilung gegangen sind oder noch gehen. Ich möchte aber nicht verschweigen, dass es auch schlecht geführte Gruppen gibt, in denen sich viele Menschen „tummeln", welche viel Zeit haben und diese bevorzugt nutzen, um nicht gestellte Fragen ohne Kernkompetenz schnell zu beantworten. Sie werden schnell verstehen, was ich meine.

Auch im Internet haben Sie die Möglichkeit, mit den richtigen Suchbegriffen Treffer zu landen. Ich bevorzuge www.google.de, weil sie einfach die am meisten genutzte Suchmaschine und intuitiv zu bedienen ist. Geben Sie zum Beispiel folgende Suchbegriffe ein (je nachdem, was Sie suchen)

- Wohnort (wenn Sie die Anfahrt begrenzen wollen)
- Energetischer Heiler
- Reiki, Akasha, ... (je nach Wahl Ihrer gesuchten Methode)
- Erfahrung (wenn Sie einen Heiler gefunden haben und die Einschätzung anderer wünschen).

Sie sollten bei niedergeschriebenen Erfahrungen im Internet beachten, dass jemand eher geneigt ist zu schreiben, wenn er nicht zufrieden war. Die Schar der Zufriedenen macht sich wenig die Arbeit, dies auch anderen mitzuteilen. Der Unzufriedene schreibt sich schneller den Frust von der Seele. Es kann also schnell ein einseitiges Bild entstehen. Trotzdem ist es eine hilfreiche Quelle, wenn bestimmte „Probleme" bei einem Heiler wiederholt angesprochen werden.

Schauen Sie sich die Internetauftritte der Heiler an. Sie werden so einen ersten bzw. weiteren Eindruck von ihm bekommen. Die Wortwahl, die Selbstdarstellung, die Beschreibung seines Werdeganges und seiner Methoden. Macht die Seite eher einen sehr kommerziellen auf Profit bedachten Anschein oder steht der Patient im Vordergrund? Fühlen Sie sich auf einer Wellenlänge mit dem, was Sie da sehen?

Und vergessen Sie nicht, auch ein Heiler, mag er noch so an die Liebe und das Licht glauben, muss Essen, Trinken und Miete zahlen. Er hat in der Regel einen sehr langen eigenen Entwicklungsweg hinter sich, von dem Sie profitieren werden.

„Viele Heiler haben über Jahrzehnte am eigenen Leib erfahren, was Sie vielleicht zu ihm führt. Sie haben, wenn Sie die richtige Wahl treffen, niemanden vor sich, der sein Wissen aus einem Studium hat, sondern den das Leben mit all seinen „Aufgaben" geformt hat."

(Maik Gollas, Infomappe Patienten)

DIE SACHE MIT DER INTUITION

Wenn Sie dann einen eventuellen Heiler für sich gefunden haben, werden Sie bei einem ersten Gespräch
fühlen, ob es eine Zusammenarbeit geben wird oder
nicht. Bei einem energetisch arbeitenden Arzt oder
Heilpraktiker haben Sie einen Termin, der dann von
der KK bezahlt wird oder den Sie als Selbstzahler selbst
tragen müssen. Bei einem Geistheiler, spirituell arbeitenden Lebensberater, Heiler, Medium usw. sind Sie
immer Selbstzahler.   ¶Lassen Sie die erste Stunde,
das erste Gespräch auf sich wirken und wenn Sie kein
Vertrauen aufbauen können, Ihr Bauch oder Herz
Ihnen ein Nein übermittelt, dann belassen Sie es dan-
kend damit. Alles hat seine Zeit und der richtige Heiler
wird im richtigen Moment in Ihr Leben treten. ¶Bei
dieser Art der Arbeit muss die Chemie stimmen, da
muss das Herz offen sein für neue Impulse, für Emotionen und Vertrauen.

Und noch einmal meine Worte, wenn Ihnen der
oder die Aufgesuchte etwas über Sie oder Ihr Leben
sagt, was Sie so überhaupt nicht „unterschreiben"

können, was Empörung in Ihnen hervorruft bis hin zur inneren oder auch gezeigten Aggressivität ihm gegenüber, dann lassen Sie es sacken und betrachten Sie das Thema und das Gesagte mit etwas Abstand noch einmal, nachdem die Emotionen verflogen sind. Und versuchen Sie einmal, die Worte nicht „zu werten", sondern nur zur Kenntnis zu nehmen. Der Heiler oder Lebensberater nimmt Sie „ohne Filter" wahr. Er hat nicht das Problem, Sie durch Ihre Erfahrungen und den Filter Ihrer (Selbst-) Wahrnehmung betrachten zu müssen. Und immer, wenn es besonders wehtut, lag der Finger genau in der Wunde.

Kleiner rechtlicher Ausflug

Zunächst, ich darf Ihnen keine Rechtsberatung geben oder etwas, was einer solchen gleichkommt. Ich beschränke mich auf das Benennen und Zitieren einiger wichtiger Gesetze, mit welchen Sie sich im Falle des Praktizierens auseinandersetzen sollten.

Für den Hausgebrauch spielt es für Sie keine Rolle, wenn Sie sich oder Ihren Familienangehörigen die Hände auflegen und auf deren Wunsch ihre Selbstheilungskräfte unterstützen. Ich möchte Ihnen aber ans Herz legen, seien Sie vorsichtig damit

„Heilversprechen" abzugeben oder von „Behandlung" oder „Patienten" zu sprechen. Erst recht, wenn Sie über Ihre Fähigkeiten in den sozialen Medien schreiben.

Für „praktizierende" Heiler sieht es noch etwas „verschärfter" aus. Hier würde ich Ihnen dringend empfehlen, sich intensiv mit dem **§ 1 Heilpraktikergesetz** (HPG) und dem **Heilmittelwerbegesetz** (HWG) auseinanderzusetzen.

Ein Heiler benötigt keine Erlaubnis nach dem Heilpraktikergesetz, um tätig zu sein.

Mehr hierzu finden Sie unter *https://www.dgh-ev.de/presse/geistiges-heilen-als-beruf-erst-seit-zehn-jahren-deutschland-legal.html,* einer Seite des „Dachverbandes Geistiges Heilen e. V." (DVGH)

Das dazu wichtige und nützliche **Grundsatzurteil des Bundesverfassungsgerichtes** (BVG) erging im Jahre 2004. Das BVG hatte zu einer Verfassungsbeschwerde eines Klägers gegen einen Beschluss des Verwaltungsgerichtes (VG) Schleswig-Holstein und ein Urteil des VG Schleswig-Holstein sowie einen vorher

ergangenen Bescheid des Kreises Schleswig-Flensburg
zu entscheiden. Unter dem Aktenzeichen **AZ 1BVR
784/03** stellte das BVG in seiner Entscheidung fest, dass
der Heiler keine Heilkunde im Sinne des HPG ausübt
und für seine Tätigkeit daher keine Erlaubnis nach
dieser benötigt.

Die Bedingungen dafür sind genau beschrieben.
Den ganzen Wortlaut finden Sie auf der Seite des BVG
zum Nachlesen und Ausdrucken.
*(www.bundesverfassungsgericht.de/SharedDocs/Ent-
scheidugen/DE/2004/03/rk20040302_1bvr078403.html)*

Eine Pressemitteilung des DVGH zu dieser Entscheidung finden Sie auf der Website des Verbandes.
*(https://www.bundesverfassungsgericht.de/Shared-
Docs/Entscheidun-
gen/DE/2004/03/rk20040302_1bvr078403.html)*
Energetische Heiler außerhalb der beiden
Berufsstände (Arzt, Heilpraktiker) berufen sich in ihrer
Arbeit und Praxis regelmäßig auf dieses Urteil, der
Dachverband Deutscher Heiler e. V. und andere
verweisen darauf, dies dem Klienten auch schriftlich,
vor Beginn der „Sitzung", zur Kenntnis zu bringen und
auf keinen Fall ein Heilversprechen abzugeben.

Das liest sich dann zum Beispiel so:

Ein wichtiger Hinweis für meine Arbeit als Heiler

Gemäß Urteil des BVerfG, 1 BvR 784/03, vom 2.3.2004, erstelle ich keine medizinischen Diagnosen, gebe keine Heilversprechen ab und führe keine Therapie oder Behandlung im medizinischen Sinne durch. Mein Handeln dient der Wiedererlangung bzw. der Stärkung und Unterstützung der körpereigenen Selbstheilungskräfte und ersetzt keine ärztliche Behandlung. *(Quelle_Flyer, www.zwei-strich-sinus.de)*

Begleittext und Dank

Ich möchte Sie nun aus meiner Gedankenwelt entlassen und hoffe, Ihnen einige Vorstellungen, Informationen und Anregungen rund um das energetische Heilen und seine Anwender nahegebracht zu haben. Machen Sie sich keine Gedanken, wenn einige der Ansätze Ihnen zu „spirituell" oder gar „esoterisch" anmuten. Es würde mich schon freuen, wenn Sie mir und anderen diese ohne Wertung der Person zugestehen. Und wer weiß, vielleicht, eines Tages in einer fernen Zeit, geht es Ihnen wie mir.

Dann verzehren Sie ein Buch, welches Sie früher vehement abgelehnt haben, in einer Nacht und kaufen sich am nächsten Tag den nächsten Band. Bei mir war es „Gespräche mit Gott" von Nils Donald Welsch.

Bleibt mir die Ehre, mich bei Ihnen für Ihre Zeit und Ihre Geduld mit mir und meinem Schreibstil zu bedanken.

Ich wünsche Ihnen eine erfolgreiche Zeit und eine gute Reise.

Herstellung und Verlag:

BoD – Books on Demand, Norderstedt

ISBN: 9783754331606

© Paula Friedberg 2021

1. Auflage

Kontakt: Psiana eCom UG/ Berumer Str. 44/ 26844 Jemgum

Covergestaltung: Fenna Larsson

Coverfoto: depositphotos.com

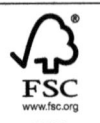

FSC
www.fsc.org

MIX

Papier aus ver-
antwortungsvollen
Quellen
Paper from
responsible sources

FSC® C105338